Klaus-Peter Böge

DIE UMWELTAMBULANZ

Innenraumbelastungen aufspüren
— bewerten — beseitigen

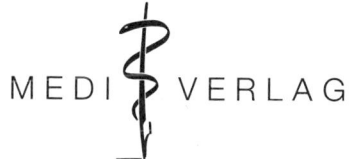

MEDI VERLAG

CIP-Einheitsaufnahme der Deutschen Bibliothek:

Die **Umweltambulanz**: Innenraumbelastungen aufspüren –
bewerten – beseitigen/hrsg. von Klaus-Peter Böge. – 1. Aufl. –
Hamburg: medi, 1997
ISBN 3-9803957-7-4
NE: Böge, Klaus-Peter [Hrsg.]

© 1997 medi
medi Verlagsgesellschaft für Wissenschaft und Medizin mbH
Mattentwiete 2, 20457 Hamburg

1. Auflage Oktober 1997

Umschlagfoto: Böge Umweltambulanz

Umschlaggestaltung, Layout und Satz:
Rebecca von Bargen

Druck und Verarbeitung: P + N Offsetdruck KG, Hamburg

Inhalt gedruckt auf 100 RC Offset pigmentiert 80 g/m², 100% Recycling
Umschlag gedruckt auf Cromocard 100% chlorfrei TCF

Printed in Germany
ISBN 3-9803957-7-4

Wichtiger Hinweis:
Die Medizin unterliegt ständigem Wandel und Weiterentwicklungen. Herausgeber
und Autoren haben große Sorgfalt darauf verwendet, daß alle Angaben dem derzeitigen Wissensstand entsprechen. Das gilt insbesondere für Angaben zur
Behandlung und medikamentöser Therapie. Das entbindet den Benutzer aber nicht
von seiner eigenen Sorgfaltspflicht, die Angaben anhand des Beipackzettels ver-
wendeter Präparate und ggf. unter Zuziehung eines Spezialisten kritisch zu über-
prüfen. Jede Medikamentengabe und/oder Dosierung erfolgt ausschließlich auf
Gefahr des Anwenders.

Gebrauchsnamen, Handelsnamen, Warenzeichen oder ähnliches, die in diesem
Buch ohne besondere Kennzeichnung aufgeführt sind, berechtigen nicht zu der
Annahme, daß sie ohne weiteres von jedem benutzt werden dürfen.

5

Anmerkung zum Titel „Umweltambulanz"

Unter dem Begriff „Umweltambulanz" bzw. „mobile Umweltambulanz" haben die Kassenärzte Schleswig-Holsteins und der Dipl.-Ing. Klaus-Peter Böge ab Oktober 1992 das Modell der Meßwagen für umweltkranke Patienten entwickelt und betrieben. Nach namensrechtlichen Auseinandersetzungen und zur Unterscheidung gegenüber anderen Unternehmen hat sich Herr Böge im Mai 1997 bereit erklärt, diese Bezeichnung im geschäftlichen Verkehr zu unterlassen. Der Firmenname lautet jetzt: Böge-Ambulanz für Gesundheit und Umwelt

1. Vorwort

Mobile Umweltambulanz? Ein noch recht neuer Begriff in der Medizin. Eigentlich müßte es diese Einrichtungen schon viel länger geben. Zudem müßten sie von staatlicher Seite geschaffen werden – zum Schutz der den Staat erhaltenden Bürger. Aber die Gesundheitsbehörden, deren einzige Aufgabe der Artenschutz des Menschen ist, die also die Menschen vor Belastungen unter anderem durch industriell-gewerbliche Umweltschadstoffe schützen sollten, haben diese Aufgabe in den letzten Jahrzehnten weitgehend ignoriert.

Warum eigentlich? Im Zweifelsfall stehen Bürger, die sich in Streitfällen auf die Behörden verlassen meist im Regen, weil den Entscheidungsträgern in den Ämtern oft andere Güter wichtiger sind als der ihnen aufgetragene Schutz der Menschen. Unabhängige Gutachter sind meist ebenfalls schwer zu finden. Zu oft werden lukrative Industrieaufträge – mit ihrer erwünschten verharmlosenden Bewertung – dann als gefährdet betrachtet, wenn kritische Gutachten verfaßt werden. Oder diese profitorientierten Günstlinge befürchten, daß Industrie, Krankenkassen oder Berufsgenossenschaften sie von der geradezu verläßlich fließbandmäßig abwiegelnden, daher besonders gewinnträchtigen, "Gut"achtertätigkeit ausschließen könnten.

Die Sklerose vieler im sozialmedizinischen Dienst der Kassen tätigen Ärzte, die neue Entwicklungen in Diagnostik und Therapie umweltbedingter Krankheiten nicht wahrnehmen wollten, hat bisher gleichermaßen die für die Betroffenen dringend nötige Hilfe blockiert. Derzeit springen zunehmend private Institutionen in die Bresche und bieten Schadstoffmessungen in Wohnungen an. Sie könnten ein nützliches Bindeglied zwischen dem umweltmedizinisch ausgebildeten Arzt und den möglicherweise von Schadstoffen im Wohnbereich betroffenen Patienten sein. Eine Ferndiagnose ist hier nicht möglich – ohne Ortsbegehung und gezielte Messungen lassen sich Schadstoffbelastungen weder aufspüren noch ausschließen. Solche Dienstleister können aber auch erheblichen Schaden anrichten. Mit dem Etikett mobile

Umweltambulanz schmücken sich leider gelegentlich auch Scharlatane, die mit dem Pendel und anderen zweifelhaften Methoden Jagd auf schnellen Gewinn bei vermuteten Schadstoffbelastungen machen. Sie verunsichern die betroffenen Menschen und ziehen ihnen gewissenlos das Geld aus der Tasche. Bei anderen ist der Bauchladen stets dabei: Sie bieten zwar moderne Meßmethoden gebührenpflichtig an, wissen aber meist sofort ein Produkt, das die Probleme umgehend beseitigen kann. Häufig haben sie es rein zufällig zum Verkauf dabei ...

Im Vordergrund muß die Gesundheitsstörung der Patienten stehen. Die Messung einer niedrigen, vermeintlich gesundheitlich unbedenklichen Schadstoffkonzentration – angesichts der wenigen überhaupt und hoffentlich richtig gemessenen Substanzen – darf nicht zur Falle einer Ausschlußdiagnostik werden: Möglicherweise wird der schuldige Schadstoff überhaupt nicht gefunden. Außerdem kann bereits das Gemisch der in unterschwelligen Konzentrationen nachgewiesenen Schadstoffe im Individualfall toxikologisch relevant sein.

In Schleswig-Holstein hat der Diplomingenieur Klaus-Peter Böge als erster eine mobile Umweltambulanz aufgebaut: Zusammen mit Kassenärzten aus Schleswig-Holstein und Hamburg etablierte er eine pragmatische Zusammenarbeit zwischen Ärzten und Umweltambulanz, die inzwischen das Modellstadium verlassen hat und zur festen Einrichtung in der ganzen Bundesrepublik wurde.

Mit diesem Buch setzt Klaus-Peter Böge Maßstäbe, die er selbst in der Zukunft zu erfüllen verspricht und an denen sich die Seriosität einer solchen Beratungsinstitution messen lassen muß.

Kiel, im April 1997
Prof. Dr. Otmar Wassermann

2. Einleitung

2.1 Umweltkrankheiten oder Ökochondrie

T. MERZ

Unbeachtet von der Öffentlichkeit hat sich die Umwelt-medizin zu einer selbständigen Disziplin entwickelt. Trotz der enormen methodischen Schwierigkeiten, die Folgen langandauernder Einwirkung komplexer Substanzgemische niedrigster Dosis zu beweisen, können Umweltkrankheiten diagnostiziert und Schadstoffe identifiziert werden. Die Wirkmechanismen werden teilweise verstanden [zu Nachweisverfahren vgl. Merz 1996].

Demgegenüber wollen die Fachwissenschaften, allen voran die Arbeitsmedizin, beweisen, dies sei alles Einbildung. Besonders aktiv ist der Lehrstuhl von Prof. Lehnert. Ohne die umweltmedizinische Literatur, geschweige die deutschen Kollegen, zur Kenntnis zu nehmen, wurde die Diagnostik so effektiv „rationalisiert" [Letzel 1994], daß Umweltfolgen nur in extremen Fällen deutlich werden und ansonsten als Somatisierung erscheinen [Kraus 1995]: „Untersucht wurden 94 Patienten ..., die meist Amalgam bzw. ‚Indoor-Noxen' wie z. B. Holzschutz- oder Lösemittel als ursächlich für multiple körperliche Beschwerden anschuldigten. ... eine im Vergleich zur Allgemeinbevölkerung relevant erhöhte Gefahrstoffbelastung (konnte) nicht objektiviert werden. Dagegen waren 66 Prozent psychiatrische Diagnosen nach ICD-10 zu stellen ...".

Berichtet wird nur über drei Schadstoffe. Ein Lösemittel ist nicht darunter. Eine akribische methodische Charakterisierung der Erlanger Wissenschaftlichkeit durch Vogel [Vogel 1995] soll stichpunktartig wiedergegeben werden, da die Klarheit des Orginals nicht übertroffen werden kann: Während bei Umweltmedizinern mittlerweile Tausende Rat gesucht haben, zählt das Erlanger Kollektiv nur 88 Personen (94 minus 6, die nach der Anamnese ihre Bereitschaft zu weiteren Tests zurückgenommen haben). Sollten sich mehr als 94 freiwillig gemeldet haben, so werden die Auswahlkriterien nicht genannt. Wir

9

erfahren wenig über die Altersstruktur (21 – 79 Jahre, Median 38), nichts über Körpergewicht, Gewohnheiten wie Rauchen, Trinken, Essen, Wohnen, Medikamente, Therapien, Anzahl und Zeiträume der Amalgamfüllungen, Wohnorte, Umzüge, berufsbedingte Belastungen etc. Untersuchungen des Wohn- und Berufsumfeldes fanden nicht statt.

Schadstoffbestimmungen fanden nur im Blut und Urin statt. Somit sind aussagefähige Ergebnisse weder für flüchtige, was- serlösliche oder Speichergifte zu bekommen. Erstere hatten den Körper wahrscheinlich schon wieder verlassen. Letztere müssen mobilisiert werden. Insgesamt sollen 39 verschiede- nen „Parameter" untersucht worden sein. Sie werden nicht aufgezählt, geschweige deren Ergebnisse mitgeteilt. Über die wichtigsten Umweltgifte, die wir aus der Praxis kennen, die PCB, HCB, DDT, Dioxin, Formaldehyd, Isocyanate, Pyrethroide, Nitro-Moschus oder das weite Feld der Lösungs- mittel erfahren wir nichts.

Es werden lediglich die Werte von Quecksilber (Hg), PCP und Lindan mit dem 95%-Perzentil der „Allgemeinbevölke- rung" verglichen. Die 95%-Perzentil-Methode ist nur anwend- bar, wenn sich allgemeine Grundbelastung und Wirkschwelle deutlich unterscheiden [SRU 1987]. Sie ist deshalb für die Umweltbeurteilung in der Regel unbrauchbar. Das Ergebnis ist also methodisch in der Prämisse enthalten:

Da über 80% der Bevölkerung Amalgamfüllungen tragen, muß bei dieser statistischen Auswertung herauskommen, daß keine „relevant erhöhte Gefahrstoffbelastung ... objektiviert" wird. Verbesserung des Gesundheitszustandes (z. B. Schmerzfreiheit von Rheumatikern, Wiedererlangung der gei- stigen Leistungsfähigkeit etc.) verweisen darauf, daß dies nicht gesund ist. Objektiv wird im Speichel – bei über 300 Speichelproben – der Grenzwert der Trinkwasserverordnung um ein Mehrfaches, maximal 15fach, überschritten. Bei der vorgelegten Statistik wird nicht einmal nach Anzahl der Amalgamfüllungen und Belastungszeiträumen unterschieden. Außerdem haben Blut- und Urinuntersuchungen auf Quecksilber nur vor und nach chemischer Mobilisation des Speichergifts Sinn [Daunderer 1990].

Der 95%-Perzentil als Grenze von gesund und pathologisch ist für physiologische Parameter brauchbar: Patientenwerte können

a. mit der gesunden Dichte von Hormonen, Rezeptoren, Enzymen oder Zellen verglichen und

b. bei Abweichungen mit den Belastungswerten korreliert werden. Schließlich kann

c. geprüft werden, ob und inwieweit die biochemischen Veränderungen mit den toxischen Eigenschaften des Schadstoffs übereinstimmen.

Die physiologischen Parameter wurden aber nicht erhoben. Die Toxikologie ist der diagnostischen Rationalisierung komplett zum Opfer gefallen. Die Erlanger Methode wurde gezielt gestaltet, um negative Ergebnisse sicherzustellen.

Darüber hinaus bleiben die Autoren den Beweis schuldig, daß sie die Belastung der Allgemeinbevölkerung kennen. Derartige Erhebungen sind meist nicht verfügbar. Die in Bezug genommene Referenz entsteht in der Regel durch Zusammentragen verfügbarer Daten, die erhoben worden sind, wenn Anlaß gegeben war. Wer hat festgestellt, ob jene Datenspender gesund waren? Es ist in Rechnung zu stellen, daß die Umweltpraxen die Werteniveaus der Labors anheben, so daß die Labormediane erheblich über den tatsächlichen Durchschnittsbelastungen liegen.

Umweltgifte können irreversible Schäden im Körper hinterlassen, ohne selbst permanent anwesend zu sein. Irreversible Hirnschäden durch Lösungsmittel sind bekannt. Niemand wird auf die Idee kommen, die Nichtnachweisbarkeit der Lösungsmittel im Serum als Beweis für deren Unwirksamkeit zu nehmen. Dies gilt für alle Schadstoffe, die den Körper rasch wieder verlassen, also eine geringe biologische Halbwertzeit haben. PCP hat eine Halbwertszeit von 30 Tagen, akkumuliert während der Belastung und sinkt ab bei längerer Karenz. Deshalb muß das Umfeld, das mutmaßlich für die Erkrankung verantwortlich sein könnte, auf PCP hin untersucht werden (behandelte Flächen, Hausstaub und Innenraumluft) und die Anwesenheitsdauer des Betroffenen festgestellt werden. Belastung ist Exposition mal Dauer. Durch Karenz und Provokation – längere Abwesenheit und erneute Belastung durch ein solches Umfeld – kann die Wirksamkeit getestet und verbunden mit erneuter Blut- und Urinbestimmung objektiviert werden.

Viele Umweltsubstanzen, auch die wenigen untersuchten, sind neurotoxisch. Es ist nichts Neues, daß dies auch zu Störungen der Psyche führt. Nervenimpulse sind substanzvermittelt und können folglich chemisch gestört werden (Scholz 1994). Die Kinderärztin Doris Rapp hat Patienten vor der Einweisung in eine geschlossene Anstalt gerettet durch den Nachweis, daß die psychischen Störungen substanzverursacht waren. In unzähligen Videos ist dokumentiert, wie Injektionen von Testlösungen teilweise extreme amokartige oder autistische Reaktionen zur Folge hatten und solche Zustände durch nochmalige Gabe der gleichen Substanz in hoher Verdünnung wieder aufgehoben wurden. Mit einem Luftstrom, über Teppiche geleitet, wurden Mäuse unfähig gemacht ein Drahtgitter zu erklettern, gelähmt oder gar getötet.

Die psychologischen Fragebögen sind durch neurologische Untersuchungen wie SPECT [Fabig 1988-1995], Messung der Hirnstammpotentiale [Jaumann 1991, 1995] und eine gründliche anamnetische neurologische Untersuchung des peripheren Nervensystems [Remmers 1994] ergänzt worden [vgl. Merz 1995]. Wenn man keine medizinischen Untersuchungen anstellt, so bleibt am Ende nichts übrig als in das weite Feld von „somatoformen Störungen" zu flüchten. Es ist eine legitime Fragestellung der Schulmedizin, nach psychischen Ursachen zu fragen, wenn organische nicht zu finden sind. Hier aber wird die psychische Erkrankung durch die Hypochondrie, also durch die psychische Erkrankung, erklärt, ist also reine Tautologie.

Jene Reaktionen werden nicht nur durch chemische Substanzen, sondern auch durch Antigene ausgelöst, wie z. B. Hefe oder andere Pilze. Umweltgifte sind vor allem zellschädigend und greifen dadurch in die Regelungen von Immun- und Nervensystem ein [Scholz 1994]. Deshalb ist wohl die neuere

Bezeichnung Neuro-Allergie besser als Total-Allergie für das Zusammenbrechen der Adaptionsfähigkeit durch den menschlichen Organismus. Offensichtlich liegt in den meisten Fällen eine Schädigung sowohl des Immun- als auch Nervensystems vor. Das Bild des randvollen Fasses, den jeder weitere Belastungstropfen zum Überlauf bringt, ist von Rea nicht metaphorisch, sondern zur Erklärung der Modulation der Dosis-Wirkungs-Beziehung durch die Gesamtbelastung gemeint: ein überlasteter und überreizter Organismus reagiert eben auf minimale Dosen. Dies wird selbst vom bgvv anerkannt: „unterschiedlichste organische (und auch psychische) Störungen, die bei besonders empfindlichen Personen immer dann auftreten, wenn sie nach einem ‚chemischen Initialtrauma' erneut mit irgendwelchen Industriechemikalien – und sei es in den allerkleinsten Konzentrationen – in Berührung kommen" [Altenkirch 1995].

Die Rea'schen „principles" basieren auf den Erfahrungen mit über 20 000 Patienten. Sie sind Teil des vierbändigen Werkes der Theorie und Methodik der Umweltmedizin „Chemical Sensitivity". Sein Schüler Runow, Gründer einer Umweltklinik, hat im Herbst 1995 den X. Internationalen Kongreß für Umweltmedizin ausgerichtet, der gut besucht und von Fachdiskussionen geprägt war [vgl. Merz 1995].

Wir müssen ernsthaft fragen, wieviele Personen in der Vergangenheit mit Antidepressiva fehltherapiert worden sind und wieviele ambulante wie stationäre Psychiatriepatienten durch Entgiftung geheilt werden könnten, bei welchen biochemischen Parametern bereits allgemein eine Verschiebung stattgefunden hat, so daß der natürliche Wert heute nicht mehr bestimmbar ist. Die 2500seitige Dioxin-Neubewertung auf der Basis der wissenschaftlich unstreitigen internationalen Literatur durch die amerikanische Umweltbehörde EPA hält derartige als „adaptiv" bezeichnetet Reaktionen schon beim „backgroundlevel" für möglich [EPA 1994].

Es geht hier weder um „Überempfindliche" noch um „Peanuts". Der Anteil der Allergiker – und damit der Immunschäden – wird von 20% [Bankl 1995] bis über 30% [Schata 1994] geschätzt. Auch die Nervendefekte werden auf 30%

13

geschätzt [Binz 1996]. Hinzu kommen die steigenden Zahlen der Diabetes-Typ-I, der Neurodermitis, der Polyneuropathien, der Dialysepatienten, des MCS- und des CF-Syndroms.

Die Erlangener und andere, die Ähnliches propagieren [Eis 1995, Kofler 1994], ermitteln weder die Umweltnoxen noch die Physis der Patienten gründlich genug, bevor sie „empfehlen, den Patienten zur Annahme entsprechender (psycho)therapeutischer Angebote zu motivieren" [Kraus 1995]. Dies Vorgehen hat Methode und ist nicht mit Unfähigkeit entschuldbar.

Für den Zustand unserer Gesellschaft ist es ein Armutszeugnis, daß sie sich finanziell und politisch dagegen sperrt herauszufinden, auf welche Konsequenzen sie sich einstellen muß. Stattdessen ergeht sie sich in ideologischen Spekulationen über „Endzeitstimmung" [Der Spiegel 1995] und Drohungen gegenüber „Scharlatanen" [Natur 1995] und spielt mit der Angst: alles ist teuer und unsicher. Sie hoffen, es gehe um Wenige, auf die – Grundgesetz hin oder her – keine Rücksicht genommen werden kann. Statt wissenschaftlicher Aufklärung der Zusammenhänge setzt sie auf Diffamierung der Umweltmediziner und Psychiatrisierung der Opfer.

Literaturangaben im Anhang

3. Das Modell mobile Umweltambulanz

3.1 Die mobile Umweltambulanz als wichtiger Teil der Umweltmedizin

M. SONNTAG

Bericht aus dem Umweltausschuß der Kassenärztlichen Vereinigung Schleswig- Holstein / Dr. med Michael Sonntag

Der Umweltausschuß der Kassenärztlichen Vereinigung wurde im März 1991 gegründet. Kaum war unser erstes Projekt, der mobile Meßwagen, bekannt geworden, hielten uns Gegner und Skeptiker bereits vor: „In einer Zeit, wo kein Geld da ist, wo gespart werden muß, sucht Ihr ein neues Krankheitsbild und ein neues Betätigungsfeld."

Wir haben nicht gesucht, wir sind darauf gestoßen worden! In meiner Landarztpraxis zeigten sich in den letzten Jahren immer wieder – nicht gehäuft, aber ich wurde langsam sensibilisiert – Erkrankungen, die mit schulmedizinischen Kenntnissen nicht bis an Ihren Ursprung zu verfolgen waren. Krankheiten, deren Symptome zwar behandelt, jedoch nie kuriert werden konnten. Die Frage nach der auslösenden Noxe drängte sich förmlich auf. Aufschluß konnte nur eine Untersuchung des Umfeldes der Patienten geben. Nach einer beispielhaften Unterstützung von Mitgliedern des Vorstandes und der Abgeordnetenversammlung der Kassenärztlichen Vereinigung Schleswig- Holsteins wurde dann im Oktober 1992 die mobile „Umweltambulanz", der Meßwagen der Kassenärzte Schleswig- Holsteins, in Betrieb genommen.

Hat der Arzt seine Möglichkeiten in Diagnostik und Therapie ausgeschöpft, kann er jetzt mit Hilfe der Umweltambulanz neue Erkenntnisse gewinnen. Ohne das technische Know-How der Ambulanzen ist eine fortschrittliche Umweltmedizin nicht mehr denkbar. Schon drei Jahre nach Einrichtung des Umweltauschusses der KV Schleswig- Holstein, und zwei Jahre nach der Anschaffung des Meßwagens, konnte im Januar

1995 eine bundesweit erste Modellvereinbarung zwischen der KV und einer Krankenkasse geschlossen werden. Die Abmachung ist zunächst auf drei Jahre befristet. Ziel ist es, Belastungen aus dem Lebensraum der Patienten als Krankheitsursache frühzeitig zu erkennen, die Erkrankten effektiv und kostengünstig zu behandeln und durch weitere wissenschaftliche Dokumentationen die Grundlage für eine gezielte Bekämpfung der Ursachen zu liefern.

Leistungserbringer sind nach der Modellvereinbarung Vertragsärzte, die eine spezifische umweltmedizinische Fortbildung vorweisen können. Bereits im ersten Quartal 1995 haben über 200 Ärzte aus Schleswig-Holstein an den insgesamt zwei Veranstaltungen der KV teilgenommen. Die Versorgung Umweltkranker umfaßt eine umweltmedizinische Anamnese, Basislaboruntersuchungen, bei Bedarf Messungen in der Wohnung und eine Erörterung der Untersuchungsergebnisse. Die behandelnden Ärzte erstellen Verlaufsdokumentationen, die im Institut für Toxikologie an der Universität Kiel zentral ausgewertet werden. Die Krankenkassen zahlen die Vergütungen für die vom Vertragsarzt erbrachten Leistungen außerhalb der in § 85 SGB V geregelten Gesamtvergütungen. Bleibt zu hoffen, daß sich kurzfristig auch die übrigen Kassen diesem Modell anschließen und es schnellstmöglich zu einer Regelleistung wird.

Mit dem mobilen Meßwagen der Kassenärzte wurden in drei Jahren mehr als zweitausend Patienten in Ihren Wohnungen aufgesucht und beraten. Die wenigen umweltorientierten Ärzte Schleswig- Holsteins haben so die Möglichkeiten für die gemeinsame Auswertung von medizinischen und umwelttechnischen Daten geschaffen. Leider ist uns bislang trotz mehrmaliger Anläufe die Unterstützung Schleswig-Holsteinischer Politiker versagt geblieben. Ich bin aber sicher, daß unsere Arbeit mittelfristig auch dort Anerkennung finden wird, denn die vorhandene Sammlung tausender Fallbeispiele ist einmalig und kann nicht ohne Resonanz bleiben. Zahllose bundesweiten Medienberichte und die Patienten selbst unterstreichen zudem die Bedeutung des Projektes.

Ich selbst durfte beispielsweise kürzlich in einer Fernsehsendung einen Fall vorstellen, der im Ablauf dramatisch, am Ende aber für alle Beteiligten überraschend positiv verlaufen ist: Die betroffene Patientin litt unter einem vielschichtigen Krankheitsbild mit Herzrythmusstörungen und einem Antikörpermangelsyndrom. Ich habe sie über mehrere Jahre von einem Spezialisten zum nächsten geschickt. Das Ergebnis war jedoch stets das gleiche: Kein Arzt konnte der Frau helfen.

Die Patientin kehrte von jedem Besuch unzufriedener heim, sie wurde lustlos. Mir als behandelndem Arzt ging es ebenso und es bestand die große Gefahr, daß diese Patientin irgendwann in die Psychosomatik abgeschoben würde. Daraufhin haben wir das Umfeld untersucht, serologische Tests angestellt und in Kooperation, weil inzwischen auch noch neurologische Störungen hinzu kamen, mit dem Kollegen Lohmann aus Schleswig das Krankheitsbild demaskieren können.

Ursache war die umfangreiche Holzverschalung im Haus der Patientin. Nachdem die mobile Umweltambulanz größere Mengen PCB und Lindan im Holz nachgewiesen hatte, erklärte sie das Haus schließlich für unbewohnbar. Es wurden Sanierungsvorschläge gemacht, und die Familie war bereits einige Monaten nach der Renovierung beschwerdefrei.

Der Umweltausschuß der Kassenärztlichen Vereinigung macht es sich seit seiner Gründung im Jahr 1991 zur Aufgabe, für Information, Weiterbildung und Definition im Bereich Umweltmedizin zu sorgen. Hier zeigt sich ein Hauptproblem der gesamten Thematik: Was ist eigentlich Umweltmedizin? Wo gehört die Umweltmedizin hin, wo fängt sie an, wo hört sie auf? Uns war während der Zusammenarbeit immer wichtig, daß es sich um Umweltmedizin handelte, nicht um Umweltschutz oder Umweltpolitik. Gleichwohl sind aus unseren medizinischen Erhebungen und umweltmedizinischen Daten Forderungen an die Umweltpolitik entstanden. Hier gibt es einen eindeutigen Handlungsbedarf. Die Politik muß per Gesetz einschreiten, weil die Daten eindeutig belegen, daß hier Mensch geschädigt werden. Dann wären wir Ärzte wieder in der guten Lage den Leiden – ähnlich wie bei anderen Krankheiten wie etwa der Tuberkulose – nicht nur hinterherzulaufen, sondern sie zu überholen, die auslösenden Faktoren auszuschalten und schließlich zu beseitigen. **17**

Aufgrund der überzeugenden Ergebnisse unseres Meßwagens und der Resonanz in ganz Deutschland haben im Haus der Kassenärztlichen Vereinigung Schleswig-Holstein mehrere Veranstaltungen stattgefunden. Offensichtlich fühlten und fühlen sich auch andere Kassenärztlichen Vereinigungen, wie die in Nord-Württemberg, Westfalen-Lippe oder Berlin so motiviert, daß sie eigene Aktionen mit Umweltmobilen initiieren.

Wir sind stolz, für mobile Umweltmeßwagen als Vorbild und Wegbereiter zu dienen, würden uns gleichzeitig aber auch freuen, wenn Informationen zurückfließen würden. Dies käme einerseits der Qualität der Arbeit zu gute und würde andererseits die ohnehin knappen Mittel in den Haushaltskassen schonen. Das Rad muß nicht noch einmal erfunden werden.

3.2 Gründung der mobilen Umweltambulanz

K. PETER BÖGE

Ende der achtziger Jahre lernte ich zwei erfahrene Umweltmediziner kennen: den Neurologen Dr. Kurt Lohmann und den Internisten Helmut Scharrel. Zusammen mit beiden durfte ich in vielen Orten der Bundesrepublik Vorträge über Umweltgifte und ihre gesundheitlichen Folgen vor interessierten Ärzten und Ärztevereinigungen halten. Im Laufe der Zeit reifte dann die Entscheidung zur Anschaffung eines mobilen Meßwagens. Grund war eine regelmäßig wiederkehrende Frage am Ende der Vorträge: „Wir wissen nun, daß es nicht nur viele Schadstoffe, sondern auch viele umweltkranke Patienten gibt. Wer aber hilft denn den Betroffenen bei den Problemen in ihren Wohnungen weiter?"

Dabei gehen selbst kritische und vorsichtige Mediziner davon aus, daß sich bei mindestens zwei Prozent aller Patienten die gesundheitlichen Probleme ganz oder teilweise auf eine Umweltbelastung im Wohnbereich zurückführen lassen. Andere Experten halten eine Zahl von sieben bis zehn Prozent für wesentlich wahrscheinlicher. Auch 20 bis 30 Prozent wurden schon genannt. Egal wer recht bekommt, es sind auf jeden Fall zuviel.

Geschichte des Meßwagens:

Im Oktober 1992 wurde die mobile Umweltambulanz, der Meßwagen der Kassenärzte Schleswig-Holsteins, in Betrieb genommen. Dies war nur möglich, weil die Kassenärztliche Vereinigung 170.000,– Mark zur Verfügung gestellt hatte und damit in Schleswig-Holstein insgesamt 2400 Patienten in Ihrer Wohnung kostenlos beraten werden konnten. Anfang 1994 schloß sich die Hamburger KV nach einer Initiative von Dr. Norbert Neuburger dem Vorhaben an. Sie erstattete den Patienten bei vertragsärztlicher Anforderung des Meßwagens neben der Beratung auch die Anfahrtspauschale mit einem Gesamtwert von 150 Mark.

Wichtig erscheint mir hier festzuhalten, daß der Durchbruch nur durch die Initiative von praktizierenden Ärzten möglich wurde. Die Aktivitäten der unzähligen Institute sowie der oft praxisfernen Universitäten und Behörden erbrachte dagegen keine Fortschritte. Im nachhinein ist dies eine logische Entwicklung, denn wo könnten umweltkranke Patienten besser betreut werden als bei den Ärzten, die sie ohnehin regelmäßig aufsuchen. Es reicht nicht, wenige Umweltspezialisten auszubilden. Diese Arbeiten gehören in die Hände der Praktiker, egal ob Allgemein- oder Fachärzte.

Gibt es Ökochonder?

Die Medien haben in der Vergangenheit die gesundheitlichen Risiken durch Schadstoffe häufig übertrieben dargestellt. Bei der Gründung der mobilen Umweltambulanz ließ sich sich daher nicht ausschließen, daß es auch Patienten geben wird, deren Symptome nicht von einer Umweltbelastung herrühren. Beim Studium der Fachliteratur waren aber gerade diese „Fachleute" schnell zu widerlegen, die sich dieser These anschließen oder sie selbst in die Welt setzen. Die häufigste Ursache liegt offensichtlich darin, daß (betriebsblind?) nur Teilbereiche der Beurteilungs- und Untersuchungsmöglichkeiten eingesetzt werden.

19

Typische Beispiele

- Im Rahmen der Anamnese wird ausschließlich ein „Bio-monitoring", d. h. eine Analyse ausgewählter Umweltschadstoffen in Blut oder Urin durchgeführt. Fehlende Schadstoffkonzentrationen sind jedoch nicht mit einer fehlenden Umweltbelastung gleichzusetzen, da sich viele Gifte auf diesem Weg nicht ermitteln lassen. Blutwerte, wie z. B. PCP im Serum, geben nur Aufschluß über eine akute Belastung, die jahrelang zuvor eingeatmete Menge hat sich aber teilweise im Fettgewebe abgelagert.

- Beim Einsatz von Passivsammlern werden unter Umständen niedrige (Langzeit-) Mittelwerte festgestellt und gleichzeitig hohe Spitzenwerte unterschlagen, die allein die Ursache für eine Umweltkrankheit sein können.

- Für die Beurteilung der Belastung in einer Wohnung oder einem Büro werden Meßmethoden und Beurteilungskriterien herangezogen, die für Arbeitsplätze herausgegeben wurden, die „Maximalen Arbeitsplatzkonzentrationen" (MAK- Werte). Doch diese gelten nur für einen einzelnen Stoff bei der Einwirkung auf arbeitsmedizinisch überwachtes Personal, das von Berufs wegen mit dieser Chemikalie arbeiten muß.

- Bei Holzschutzmittelbelastungen werden ausschließlich Luftmessungen durchgeführt. Dabei erhält man lediglich auf wenige Minuten oder Stunden bezogene und vom Raumklima beeinflußte Zufallswerte, und keinen Maßstab für die meist vorausgegangene jahrelange Belastung.

- Für Formaldehydemissionen wird Bezug auf Normen und Richtlinien genommen (z. B. E1-Klassifizierung), die für eine Klimakammer, aber nicht für die Bedingungen in Wohn- und Schlafräumen gelten.

- Für die Beurteilung der Konzentration von organischen Lösemitteln in Lacken, Farben und Klebern werden Sicherheitsdatenblätter eingesetzt, die zwar wichtige

Hinweise für Transport und Verarbeitung liefern, aber keine Relevanz für die Beurteilung nach der Anwendung in Aufenthaltsräumen haben. Beispiel ist hier die Kennzeichnung „lösemittelfrei" für Kleber, die immerhin einen Anteil bis 0,5% enthalten dürfen. Für den Laien ist auch die Bezeichnung „wasserlöslich" meistens irreführend, wenn gleichzeitig die Angaben über schwerflüchtige Lösemittel vorenthalten werden. In der „TRGS 610" wird dieser Skandal in Form einer willkürlichen, fachlich nicht begründbaren Festlegung dokumentiert: Lösemittel sind definiert als „flüchtige, organische Stoffe sowie deren Mischungen mit einem Siedepunkt oberhalb 200° C". Es ist weder mit fachlicher Kompetenz, noch mit dem gesunden Menschenverstand nachvollziehbar, wieso ein „lösemittelfreies" Produkt trotzdem beliebig große Mengen an giftigen Stoffen enthalten darf.

Vorgaben für die mobile Umweltambulanz

Vor dem Hintergrund der vorgenannten Problemstellungen arbeitet die mobile Umweltambulanz nicht nach den Maßstäben meist technisch orientierter und veralteter Vorschriften. Sie hat vorhandene oder zusammen mit kritischen Umweltmedizinern entwickelte Sanierungswerte und/oder Zielwerte aufgestellt, die sich an zwei Hauptforderungen orientieren:

1. Bei der Beurteilung ist zu beachten, daß es besonders empfindliche Personen oder Personengruppen (z. B. Kranke, Schwangere, Kleinkinder, usw.) gibt.

2. Die Belastung muß so niedrig gehalten werden, wie es technisch machbar ist.

Nach langjähriger Tätigkeit steht für mich eindeutig fest, daß sich diese Forderungen ohne Verlust an Lebensqualität mit vergleichsweise wenig Aufwand erfüllen lassen. Positiv ist insbesondere zu vermerken, daß auch zunehmend Hersteller von Baumaterialien und Einrichtungsgegenständen umschwenken und umwelt- wie gesundheitsfreundliche Produkte vertreiben.

21

Wichtige Substanzen

Grundsätzlich gibt es tausende von chemischen Belastungen, die auch in Wohnungen zu finden sind. Bei der praktischen Arbeit hat es sich die mobile Umweltambulanz aber zum Ziel gesetzt, erst einmal Substanzen zu beurteilen, die vorrangig für gesundheitliche Belastungen in Frage kommen. Das sind:

- Formaldehyd

- Holzschutz- bzw. Schädlingsbekämpfungsmittel

- Flüchtige organische Verbindungen

- Bakterien und Pilze.

Natürlich vernachlässigen wir bei unserer Arbeit weder Asbest- und Mineralfasern noch Schwermetalle, polychlorierte Biphenyle oder Dioxine und Furane, aber die Konzentration auf Schadstoffe, die wahrscheinlich mehr als 90% der Belastungen ausmachen, hat sich bewährt.

Vorgehensweise und Absicherung

Um eine gute und patientenorientierte Arbeitsweise zu sichern, gleichzeitig aber auch die anfallenden Daten statistisch auswertbar zu erfassen, wurde folgende Forderungen aufgestellt:

1. Bei der Wohnungsbegehung/ -beratung wird ein einheitlicher Dokumentationsbogen aufgenommen. Der Patient erhält ebenso ein Exemplar des Protokolls wie (bei Bedarf) der behandelnde Arzt. Die Dokumentation muß enthalten:

- Befindlichkeitsstörungen oder Krankheiten von allen Familienmitgliedern im zeitlichen Verlauf

- Rauchgewohnheiten der Bewohner

- Haustyp, Baujahr, letzte Renovierung

- Auffälligkeiten bei der Begehung aller Aufenthalts- und Nebenräume vom Keller bis zum Dachgeschoß einschließlich Heizungsräume und Garagen, die mit dem Haus in Verbindung stehen

- Baumaterialien und Einrichtungsgegenstände, die als relevante Quellen für Gesundheitsstörungen in Frage kommen
- Begründungen für evtl. erforderliche Messungen.

2. Über durchgeführte Messungen ist ein Gutachten zu erstellen, daß neben der Raumbeschreibung, den Meßbedingungen und den Meßwerten auch Bewertungsmaßstäbe enthält.

3. Gesundheitliche Bewertungen sind mit erfahrenen Umweltmedizinern oder Toxikologen abzustimmen.

4. Zur fehlerfreien Durchführung von Messungen ist eine Qualitätssicherung gemäß ISO 9000 aufzubauen. In einem Methodenhandbuch werden alle Verfahrensschritte, verwendete Geräte, Beurteilungskriterien usw. nachvollziehbar dargestellt.

5. Damit Sanierungsvorschläge ohne Interessenkonflikte gemacht werden können, dürfen von der mobilen Umweltambulanz keine Sanierungsmittel oder -methoden verkauft oder vermittelt werden.

Grundsätzlich müssen alle am Aufbau der mobilen Umweltambulanz Beteiligten zugeben, daß nicht alle vorgenannten Forderungen immer eingehalten wurden und vielleicht auch mit fehlender Erfahrung regelmäßig Fehler gemacht oder falsche Schlüsse gezogen wurden. An der Richtigkeit bestehen trotzdem keine Zweifel, auch wenn kontinuierliche Verbesserungen notwendig sind.

Die Rolle der Krankenkassen

Mit der mobilen Umweltambulanz wurde nicht nur einer großen Anzahl von Patienten bei der Lösung ihrer umweltbedingten Krankheit geholfen, sondern durch eine Fülle von überzeugenden Fakten ist den Krankenkassen deutlich geworden, daß hier ein wichtiges Feld der aktiven Prävention und der Kosteneinsparung liegt. Die Techniker-Krankenkasse

23

erstattete von Anfang an grundsätzlich 50 Prozent der Kosten, wenn bei den Mitgliedern Messungen durch die mobile Umweltambulanz erforderlich wurden.

Eine Signalfunktion hatte insbesondere die AOK in den niedersächsischen Bezirken Winsen und Soltau/Walsrode, die ihren Mitgliedern mit eigenem Meßwagen eine kostenlose Beratung in der Wohnung erstattet hat. Eindeutig positive Erfahrungen in der Gesundheitsvorsorge haben dazu geführt, daß es in ganz Niedersachsen seit 1996 eine „Umweltambulanz der AOK" gibt und für alle interessierten Mitglieder nicht nur die Beratungskosten, sondern auch 80 Prozent der Meßkosten übernommen werden. Als besonderes Vorbild sind weiterhin mehrere Betriebskrankenkassen in den Bezirken Düsseldorf, Köln, Duisburg und Mönchengladbach zu nennen, die eine in Nordrhein-Westfalen initiierte Umweltambulanz u.a. dadurch unterstützten, daß sie die Beratungs- und Meßkosten für ihre Mitglieder erstatteten.

Wichtig erscheint den Gründern der mobilen Umweltambulanz aber nicht nur, daß die Krankenkassen nicht nur einen finanziellen Beitrag leisten, sondern auf eine patientenorientierte, qualitativ hochwertige und qualitätsgesicherte Beratung und Messung achten.

Ziele

Die Initiatoren der mobilen Umweltambulanz haben sich nicht allein das Ziel gesetzt, bereits erkrankten Personen zu helfen, sondern wollen langfristig präventiv wirken. Schon heute werden etwa fünf Prozent der Messungen durchgeführt, weil der Verdacht einer Gesundheitsgefahr besteht oder wenn ein neues Haus gekauft bzw. bezogen werden soll.

Darüber hinaus möchten wir mit unserer Arbeit dazu beitragen, daß bestimmte Stoffe nicht nur „geächtet", sondern vom Markt genommen werden. Neue Produkte dürfen nicht im Großversuch am Menschen getestet werden, sondern sie dürfen nur in den Verkauf, wenn ihre gesundheitliche Unbedenklichkeit vorher zweifelsfrei bewiesen ist.

3.3 Pro und Contra mobile Umweltambulanz

K.-P. BÖGE

Wenn dem Leser oder der Leserin dieses Kapitels manches etwas zu polemisch oder zu aggressiv vorkommt, möge er/sie diesen Bereich schnell übergehen und zu den rein fachlichen Ausführungen kommen. Es erscheint andererseits aber auch notwendig, etwas hinter dic Kulissen zu schauen und sich zu fragen:

Warum gibt es so viele umweltkranke Patienten?

Wer ist für diesen Mißstand verantwortlich?

Wie reagieren die zuständigen Behörden?

Über die Abläufe in Behörden kann ich mir nach 18 -jähriger Anstellung im öffentlichen Gesundheitswesen/Umweltschutz ein gutes Bild machen: Es hat zur Aufgabe der Tätigkeit geführt. Nach dem Aufbau der mobilen Umweltambulanz und trotz aller Erfolgsergebnisse im Umgang mit Patienten holt mich die Wirklichkeit aber regelmäßig immer wieder ein.

Mobile Umweltambulanz – ein Modell macht Schule

So ist es den Medien zu entnehmen, so verkünden es viele Umweltmediziner, die ihre persönlichen Erfahrungen gemacht haben, und so sehen es viele Krankenkassen, die neue Wege in der Gesundheitsvorsorge suchen. Es setzt sich die Erkenntnis durch, daß die Feststellung der Krankheitsursache bei umweltkranken Patienten ·wesentlich billiger wird als jahrelange Arztbesuche mit allen Varianten der Diagnostik. Was nützt eine wiederholte Therapie oder eine Kur, wenn die Krankheitsursache im Wohnraum oder am Arbeitsplatz bestehen bleibt?

Weniger durch die steigende Zahl umweltkranker Patienten, als vielmehr durch die Bereitschaft der Krankenkassen zur Kostenübernahme melden sich die Gesundheitsbehörden aus ihrer Agonie, selbsternannte

Experten und Institute, die „es eigentlich schon immer gemacht haben", bieten Ihre Dienste an.

Es lohnt es sich, etwas in die Vergangenheit und hinter die Kulissen zu schauen, und mit diesen Erkenntnissen zukünftige Entwicklungen zu beleuchten. Zum Beispiel empfehle ich, sich vorrangig mit den Aussagen von Gesundheitsbehörden und mit der obersten Dienststelle, dem Bundesgesundheitsamt bzw. heutigen „Bundesinstitut für gesundheitlichen Verbraucherschutz und Veterinärmedizin", BgVV, zu beschäftigen. Während die Motivation für industrieabhängige Labors allgemein bekannt und damit wenig anrüchig ist, bleibt die Rolle der Staatsdiener offen, die immerhin schon seit Jahrzehnten eindeutige gesetzliche Vorgaben für den vorbeugenden Gesundheitsschutz haben, sie aber nicht umsetzen. Dies soll an vier Beispielen verdeutlicht werden.

1. E 1 Klassifizierung von Spanplatten

Unter Mitwirkung des Bundesgesundheitsamtes wurden heute noch geltende Vorschriften für Spanplatten in Bezug auf die Formaldehydausgasung erstellt. Ein ahnungsloser Käufer glaubt nun, daß mit der „E 1-Klassifizierung" von Spanplatten der Gesundheit Genüge getan wird. Woher weiß aber ein Architekt oder eine Privatperson, daß es hier nur um eine scheinbare Sicherheit geht, denn ausgesuchte Spanplatten werden in einer Klimakammer bei 23° C, 45% relativer Feuchte, einstündigem Luftwechsel und einem Volumenverhältnis von 1:1 (1m^2 Platte auf 1m^3 Raumvolumen) geprüft. Damit wird offiziell in Kauf genommen, daß in einem modern ausgestatteten Kinderzimmer mit üblichen Spanplattenmöbeln (Bett, Nachtschrank, Kleiderschrank, Bücherregale auf 10 m^2) bei ungünstigen Witterungsverhältnissen und über zehn Stunden geschlossenem Fenster (energiesparend dicht) eine Formaldehydkonzentration auftritt, die weit über dem Grenzwert von 0,1 ppm liegt.

Es stellt sich die Frage, warum die Norm nicht schon lange geändert und unzählige Betroffene vor gesundheitlichen Beeinträchtigungen geschützt wurden, denn – und diese positive Meldung soll nicht verschwiegen werden – viele Span-plattenhersteller stellen gute Platten weit unter dem Grenzwert her. Warum werden nicht alle Hersteller zu einheitlichen und niedrigen Grenzwerten gezwungen, die für alle Waren gelten, die in Deutschland (mit der Zielstellung für ganz Europa) vertrieben werden?

2. Fehlende Vorschriften für Messungen und Beurteilungen

Regelmäßig ist festzustellen, daß Gutachter eigenwillige Dimensionen für Prüfbedingungen wählen, wenn es offensichtlich darum geht, dem Auftraggeber zu melden:

Keine erhöhte Konzentration feststellbar =
keine Gesundheitsgefahr.

Das vorstehende Ergebnis verkündete der Leiter des Instituts für Hygiene an der Medizinischen Universität Lübeck, nachdem ein kleiner Büroschrank in der zehn Quadratmeter großen Klimakammer des Instituts getestet worden war. Mit diesem Ergebnis waren die Verantwortlichen zufrieden. Das galt allerdings nicht für die Betroffenen, die in dem betroffenen Büro saßen, denn hier befanden sich immerhin sieben Schränke und erzeugten eine zwangsläufig erhöhte Formaldehydkonzentration.

Das Gesundheitsamt im Kreis Bad Segeberg sah sich 1992 bei einem Spanplatten-Fertighaus nach einer Prüfung der Formaldhydkonzentration mit einem „Prüfröhrchen" in der Lage zu vermelden: „Bei 80 Hüben trat keine Verfärbung des Prüfröhrchens ein. Somit kann gesagt werden, daß im o.g. Raum zum Zeitpunkt der Messung keine Formaldehydbelastung bestand." Bei vollständiger Mißachtung des Gesundheitszustandes der Bewohnerin wurde nicht nur eine für diesen Zweck unzureichende Prüfröhrchen-Meßmethode eingesetzt, sondern ebenso Insektizidbelastungen im Ständerwerk des Hauses sowie im Wollteppich übersehen. Anzumerken bleibt noch, daß die normgerechte Messung im Schlafzimmer einen Meßwert von 0,12 ppm ergab, d. h. es lag sogar eine Richtwertüberschreitung vor.

27

3. Der neue Insektizid-Skandal

Nachdem die unrühmliche Rolle des ehemaligen Bundesgesundheitsamtes schon im Frankfurter Holzschutzmittelprozess deutlich wurde, bahnt sich ein neuer Skandal mit den Ersatzstoffen für Lindan und DDT an, den Pyrethroiden. Obwohl das BgVV in vielen Veröffentlichungen auf das gesundheitsgefährdende Potential der Pyrethroide eingeht, sieht es sich nicht in der Lage, möglicherweise krankmachende Schädlingsbekämpfungsmittel bzw. Mottenschutzmittel für Wollteppiche vom Markt zu verbannen.

Mit der lapidaren Feststellung (es geht dabei um einen von der Umweltambulanz festgestellten Analysenwert von 20-40 mg/kg Permethrin im Staub) endet ein Schreiben des BgVV vom November 1994 wie folgt: „Mit dem ermittelten Analysenwert kann zum gegenwärtigen Zeitpunkt nur eine Bewertung der Belastung des Hausstaubs bzw. des Teppichbodens abgegeben, nicht aber eine gesundheitliche Bewertung vorgenommen werden." Da könnte m. E. tatsächlich die Vermutung des versierten Pyrethroidforschers Prof. Helmuth Müller-Mohnssen aus München zutreffen, der auf die Frage „Wir befinden uns als Verbraucher also in einem permanenten Dauerversuch ähnlich wie beim Holzschutzmittelskandal?" antwortete: „Ja! Die Spätfolgen werden aber schlimmer sein – die Anwendungen sind vielfältiger und erfassen einen vielfach größeren Personenkreis. Außerdem sind viele Pyrethroide giftiger als Lindan und PCP." (Aus: Verbraucher Telegramm; Hrsg. „Die Verbraucher Initiative")

4. Krankheit durch die falsche Meßstrategie?

Bei der Messung und Beurteilung von Holzschutzmittelbelastungen stoßen wir auf ein Kernproblem. Da das Bundesgesundheitsamt in den 80er Jahren einen Richtwert für PCP in der Innenraumluft von 60 µg/m^3 angab (inzwischen auf 1 µg/m^3 korrigiert), sehen sich viele Behörden und andere Institutionen gezwungen, in vermeintlich holzschutzmittelbelasteten Räumen eine Luftprobe zu nehmen und zu analysieren.

28

Wenn dann der Meßwert unter dem o. g. Wert liegt, bekommt der Patient (auch wenn der Facharzt eine Holzschutzmittelintoxikation festgestellt hat) meist die Auskunft: „Der Wert ist niedrig! Ihre Wohnung ist in Ordnung! Sie sind nicht krank durch Holzschutzmittel!" In fahrlässiger Weise wird dabei übersehen, daß nicht die tagesaktuelle, vielen Schwankungen unterworfene Luftbelastung eine Rolle spielt. Es erscheint (nach eigener, ca. tausendfacher Einzelerfahrung mit holzschutzmittelbelasteten Personen) viel wichtiger, bei Langzeitbelastungen über eine Materialprobe die Quelle zu identifizieren und in die Beurteilung möglicher Gesundheitsgefahren andere Faktoren, wie Alter, Art und Dauer der Raumnutzung, Größe der Quelle, usw. einzubeziehen. Es ist schließlich auch nicht üblich, bei der Ursachenforschung nach einem Verkehrsunfall die Geschwindigkeit bei dem dann zwangsläufig stehenden Auto mit 0 km/h anzusetzen.

Die gleiche Problemstellung gilt meines Erachtens auch für die Verfechter des Biomonitorings, die bei der Blutuntersuchung (möglicherweise im Sommer bei wenig Aufenthalt in der Wohnung bzw. ständiger Lüftung) feststellen: „Der PCP-Wert im Blut ist unauffällig = keine Umweltbelastung = offensichtlich Ökochonder". Letztgenannter Begriff ist im übrigen eine menschenverachtende Bezeichnung für die Patienten, die tatsächlich an einer Krankheit durch Umweltgifte leiden, aber leider noch nicht an den richtigen Experten geraten sind. Vorurteilsfrei an die Sache heranzugehen und die richtigen Arbeitsmethoden einzusetzen, dies scheint nicht immer einfach zu sein.

Selbstverständlich gelten diese Vorwürfe nicht für Institutionen (z. B. verschiedene umweltmedizinische Beratungsstellen), die für Ihre Patienten in einer Langzeituntersuchung alle Parameter in Luft, Blut, Staub und Material in eine Bewertung einbeziehen. Leider fehlt dafür oft das nötige Geld und die Zeit.

Drohungen von Firmen

Gerne lege ich interessierten Personen diverse Schreiben aus Handwerk und Industrie vor, die sich weniger mit den gesundheitlichen Folgen von Schadstoffen auseinandersetzen, als vielmehr im Vertrauen auf die Wirkung für einen freiberuf- lichen Gutachter ihre Rechtsabteilung bemühen. So schreibt, nachdem die mobile Umweltambulanz flüchtige organische Verbindungen in einer vom Kunden übergebenen, aber nicht namentlich bezeichneten Farbprobe gefunden hat, die Lack- und Farbenfabrik „maleco" aus Hamburg unter der fettge- druckten Überschrift „Abmahnung" u. a..: „Sollten derartige Meßwerte von Ihnen weiterhin über unser Produkt in irgend- einer Form verbreitet werden, machen wir vorsorglich darauf aufmerksam, daß wir jedweden entstehenden Schaden (auch Rufschädigung) anwaltlich verfolgen werden."

Abgesehen davon, daß im Gutachten der mobilen Umwelt- ambulanz weder ein Produkt- noch ein Firmenname genannt wurde, ist auch dieser Firma zu empfehlen, sich statt mit rechtlichen Auseinandersetzungen lieber mit den möglichen gesundheitlichen Folgen von flüchtigen organischen Schad- stoffen in Lacken und Farben mit Hilfe eines unabhängigen Umweltmediziners zu beschäftigen.

Üble Nachrede aus dem Gesundheitsamt:

Erstaunen hat die Kieler Amtsärztin Frau Dr. Angela Boldt aus- gelöst, die (ohne Angabe Ihrer beruflichen Funktion, statt dessen mit privater „Kontaktadresse") für eine „AG-Umweltmedizin" an das Sozialministerium in Kiel eine Stellungnahme zum „Modellversuch der KV und der Krankenkassen zur ambulanten umweltmedizinischen Versorgung in Schleswig- Holstein" über- sendet. Hier wird ausgeführt: „Herr Böge ist in Fachkreisen umstritten. In unserer Arbeitsgruppe überwiegen die negativen Erfahrungen. Die Interpretation von Meßergebnissen in Bezug auf die von Patienten geschilderten Beschwerden muß in ärztli- cher Hand bleiben".

Weiter wird auch behauptet, daß ich „zulasten der Patien- ten" Leistungen anbiete, die „zu den hoheitlichen Aufgaben von Behörden gehören und in diesem Rahmen ebenfalls ohne Kosten für die Patienten durchgeführt werden (Trinkwasser)." Insbesondere das letzte Zitat ist sachlich falsch, belegt aber möglicherweise Motivation und Zielrichtung dieser Amtsärztin.

Fehlende Zuständigkeit

Gesetzeskundiger ist da ein Kreisgesundheitsamt aus Schleswig-Holstein, das einer akut an Schädlingsbekämpfungsmitteln erkrankten Familie sinngemäß schreibt: „Sehen wir auch nach nochmaliger eingehender Prüfung wegen fehlender gesetzlicher Grundlagen keine Möglichkeit des behördlichen Eingreifens. Diese Auffassung wurde vom Sozialministerium bestätigt." Als Hintergrundinformation ist wichtig, daß es sich hier um Sozialhilfeempfänger handelte, bei denen eine gewerbsmäßige Bekämpfung von Silberfischen mit Pyrethroiden in der Wohnung stattgefunden hatte.

Als gesundheitliche Folgen wurden bei den erwachsenen Hausbewohnern ebenso wie bei den Kindern Nasenbluten, trockene Schleimhäute, Hautjucken, Bauchschmerzen und Übelkeit festgestellt. Helfen konnte hier angeblich auch nicht die zuständige Krankenkasse, die lapidar mitteilte: „Nach eingehender Prüfung müssen wir Ihnen leider mitteilen, daß eine weitere Kostenübernahme zu unseren Lasten nicht erfolgen kann." Mit anderen Worten: Krankheitskosten werden übernommen, Kosten zur Feststellung der Ursache nicht.

Kompetenzgerangel

Mit dem ewig wiederkehrenden Scheinproblem, daß „eigentlich nur ein Mediziner eine Umweltbelastung aus gesundheitlicher Sicht beurteilen kann", hat offensichtlich auch das Bundesgesundheitsamt zu tun, das sich − nach anfänglichem Interesse und der Bitte um Zusendung einer Veröffentlichung über das Modellvorhaben Umweltambulanz − letztmalig in dieser Sache im September 1993 geäußert hat:

- „Umweltambulanz" läßt darauf schließen, daß es sich um eine ärztlich geführte Einrichtung handelt. Welche Fachrichtungen gehören zur Besatzung des Meßwagens?

- Wie wurde festgestellt, daß „bei mehr als 70 Prozent der Patienten eine Umweltbelastung" zu ermitteln war, „die offensichtlich die Ursache für Erkrankungen war?"

31

- An Hand welcher Daten ist es gelungen, kausale Dosis-Wirkungsbeziehungen unter Berücksichtigung differentaldiagnostischer Erwägungen herzustellen?"

Abgesehen davon, daß Vertreter der mobilen Umweltambulanz nie von kausalen Beziehungen, sondern von „wahrscheinlichen" oder „möglichen" Zusammenhängen ausgehen (siehe Kap. 6.4: Auswertung), stehen dem Bundesgesundheitsamt zwei Handlungsmöglichkeiten zur Wahl:

1. Die Methoden der mobilen Umweltambulanz sind fachlich nicht haltbar: Die Behörde sollte tätig werden.

2. Die Methoden bieten gute Ansätze für umweltkranke Patienten als Ergänzung zur Umweltmedizin, die Ergebnisse sollten wissenschaftlich kontrolliert und abgesichert werden.

Für den unter 2. genannten Fall stellen wir gerne unsere Dokumentationen von mehreren tausend Fällen zur Verfügung. Zum scheinbaren Problem der Mitarbeit von Nichtärzten bei gesundheitlichen Bewertungen denke ich, die anstehenden Probleme mit Wohngiften wären schon wesentlich besser gelöst, wenn die, die für sich oder ihren Berufsstand die alleinige Zuständigkeit in Anspruch nehmen, sich auch entsprechend engagieren würden.

Nachsatz

Nach Erstellung der vorstehenden Ausführungen wurde mir ein Artikel von Prof. Rudolf Arendt von der Universität Rostock bekannt, der ein Dokument für den z. Zt. aus Patientensicht noch tragischen Zustand der umweltmedizinischen Wissenschaft ist. Im Ärzteblatt Mecklenburg-Vorpommern 4/95 stellt er ohne Rücksprache und Kenntnis der Details von Hunderten vorliegender Fälle nicht nur die umfangreichen Ergebnisse aus Schleswig- Holstein mit Bezug auf „die Richtigkeit der Hypothese von der krankmachenden Wirkung einer Niedrigdosisbelastung mit toxischen Holzschutzmitteln" in Frage, sondern weiß auch: „Wenn Schadstoffe vom menschlichen Körper aufgenommen werden, rufen sie in toxischen Konzentrationen definierte Krankheitsbilder hervor, die bei allen Kranken gemeinsame Züge aufweisen und in den Lehrbüchern der Toxikologie und Arbeitsmedizin beschrieben sind".

Kronzeuge für die Ausführungen von Arendt ist das ehemalige Bundesgesundheitsamt, denn „Untersuchungen˜ z. B. haben keinen Zusammenhang zwischen interner Holzschutzmittelbelastung und dem Auftreten von Gesundheitsstörungen ergeben". Dieses zweifelhafte Ergebnis ist fast zehn Jahre alt. Die Erkenntnis, daß verschiedene Substanzen inzwischen gesetzlich verboten sind (warum wohl?), und daß Holzschutzmittel in Aufenthaltsräumen nicht benutzt werden dürfen, hat sicherlich schon jeden Baumarkt und interessierte Hobbyhandwerker in Rostock erreicht, aber offensichtlich noch nicht das dortige staatliche Institut.

Die Ausführungen von Schleswig-Holsteinischen Kassenärzten über Ergebnisse aus der umweltmedizinischen Praxis entarten nach Ansicht des Verfassers „zur wilden Spekulation, die den Boden der Wissenschaft endgültig verläßt und einen pathogenetischen Mechanismus unterstellt, der an den ‚bösen Blick' erinnert". Die vermeintliche Fehlleistung besteht darin, daß die Experten aus Schleswig-Holstein bereits von einer „Niedrigdosisbelastung" sprechen, „wenn die Schadstoffe nur im Holz, nicht aber in der Atemluft oder im Organismus nachgewiesen werden können".

Wenn Arendt nur ein einziges Gutachten der mobilen Umweltambulanz oder die Verlaufdokumentation eines Umweltmediziners angefordert und gelesen hätte, so wüßte er, daß die „Niedrigdosisbelastung" nicht nur im Zusammenhang mit umfangreichen medizinischen Erhebungen (siehe Fallbeispiele) gesehen wird, sondern daß eine Bewertung u.a. unter Beachtung von Einwirkzeit, Art und Nutzung des Raumes, Betroffenheit von Kindern und Kranken, usw. abgegeben wird.

Arendt hätte die Pflicht und die Möglichkeit gehabt, seinen Wissenstand durch ein Praktikum „vor Ort" etwas zu erweitern. Fundierte Recherchen würden die Steuerzahler Arendt auch eher nachsehen als die Nutzung der Dienstzeit für das

33

Erarbeiten eines solchen Artikels. Um bei dem Vergleich von einer Holzschutzmittelbeurteilung mit der Geschwindigkeitsmessung (nach dem Verkehrsunfall, s.o.) zu bleiben: Einem Polizisten würde ein derartiges Vorgehen sicher nicht verziehen werden …

4. Umweltbelastungen in der Wohnung

K.-P. BÖGE

In diesem Kapitel finden sich detaillierte Informationen zu Substanzen, die sich häufig in Wohnräumen nachweisen lassen.

4.1 Stoffinformation Formaldehyd

Was ist Formaldehyd?

Formaldehyd ist eine „Allerweltchemikalie" und noch immer einer der häufigsten Schadstoffe in Innenräumen. Leider sind nicht nur in der Vergangenheit viele Menschen durch ausgasende Materialien krank geworden, sondern auch neu gekaufte „genormte" Spanplatten oder Möbel können Formaldehyd ausgasen und zu gesundheitlichen Problemen führen.

Formaldehyd ist eine eine organische Verbindung, die aus den chemischen Elementen Kohlenstoff, Wasserstoff und Sauerstoff (HCHO) zusammensetzt. Sie ist äußerst reaktionsfähig. Bei der Anreicherung in der Luft ist es ein stechend riechendes Gas. Konzentrationsangaben für die Raumluftbelastung erfolgen in der Regel in ppm (parts per million). 1 ppm, also ein Teil Formaldehyd auf eine Million Teile Luft, entspricht 1,2 mg/m^3 bzw. 1,0 ml/m^3. Formaldehyd taucht im täglichen Umfeld in den verschiedensten Produkten und Materialien auf. Es wird z. B. in Kleidung und Teppichen als Textilhilfmittel verarbeitet und findet in Desinfektionsmitteln ebenso Verwendung wie in Kosmetika. Eine weitere Quelle ist Tabakrauch.

Verantwortlich für erhöhte Konzentrationen im Wohnbereich sind allerdings fast immer Spanplatten in Wänden, Fußböden und Möbeln, wo Formaldehyd in verschiedenen Verbindungen im Leimharz enthalten ist. Gebundenes Formal-

35

dehyd kann durch Reaktion mit Wasser aus der Luftfeuchtigkeit über Jahrzehnte freigesetzt und in gleichbleibender Größenordnung aus Spanplatten abgegeben werden.

Wie wirkt Formaldehyd auf den Menschen?

Formaldehyd hat einen stechenden Geruch und wirkt stark reizend auf die Augen sowie die Schleimhäute von Nase und Rachen. Bei erhöhten Konzentrationen in der Raumluft kommt es zunehmend zu Tränenfluß, Husten und Atemnot. Es können unterschiedliche Beschwerden von Unkonzentriertheit bis hin zu starken Kopfschmerzen und Übelkeit mit Brechreiz auftreten. Viele Betroffene klagen über Unbehagen. Die Reizeffekte verschwinden, sobald die Formaldehyd-Exposition aufhört. Formaldehyd reichert sich im Gegensatz zu anderen schädlichen Chemikalien nicht im menschlichen Organismus an. Geruchs- und Reizeffekte schwanken individuell stark, die Menschen reagieren sehr unterschiedlich auf Formaldehyd. Bei Hautkontakt mit wäßrigen Formaldehydlösungen können allergische Kontaktdermatiden auftreten.

In Hinblick auf eine krebserregende Wirkung wird Formaldehyd lt. Gefahrstoffverordnung „mit begründetem Verdacht auf krebserzeugendes Potential" ausgewiesen.

Wie kann man Formaldehyd messen?

Erhöhte Formaldehydkonzentrationen in der Raumluft sind durch einen beißenden Geruch des Reizgases zu erkennen. Zur Ermittlung von stark erhöhten Konzentrationen sind einfach zu handhabende Meßverfahren (z. B. Prüfröhrchen) erhältlich, die dem Fachmann das Auffinden von Quellen ermöglichen. Für Privatpersonen bringen diese Verfahren mangels Übung in der Anwendung wenig Hilfe und verunsichern oft noch mehr, da sie zur genauen Ermittlung des Raumluftwertes nicht geeignet sind. Zur genauen Bestimmung analysiert man die Formaldehydkonzentration mit photometrischen Verfahren, die einen hohen apparativen Aufwand bei der Probenahme (80 Liter Luft werden in ca. 35 Minuten durch eine Waschflasche gesaugt) und der Analyse beinhalten und dementsprechend kostenaufwendiger sind. Diese Methode ermöglicht eine genaue quantitative Analyse, die den Vergleich von gemessenen Konzentrationen mit Richt- und Grenzwerten zuläßt.

Wichtig ist in jedem Fall auch die Vorbereitung der Probenahme. Der zu messende Raum darf vor der Messung mindestens acht Stunden nicht gelüftet werden.

Wie wird Formaldehyd beurteilt?

Im Bereich von Arbeitsplätzen, z. B. in einer Tischlerei, gilt die maximale Arbeitsplatzkonzentration (MAK-Wert) von 0,5 ppm. Der MAK-Wert ist bestimmt zum Schutz eines gesunden Arbeiters, der einer Belastung nur acht Stunden ausgesetzt ist. In Wohnräumen kann man diesen Richtwert jedoch nicht ansetzen. Hierin halten sich über 24 Stunden sensible Personen sowie Kranke oder Kleinkinder auf. Das Bundesgesundheitsamt hat schon 1977 einen Maximalwert für die Formaldehydkonzentration im Innenräumen von 0,1 ppm vorgeschlagen, der auch unter ungünstigen Bedingungen nicht überschritten werden soll. Empfindliche Personen können jedoch schon bei weitaus geringeren Konzentrationen auf Formaldehyd reagieren. Deshalb ist ein Vorsorgewert von höchstens 0,05 ppm angemessen.

Spanplatten und Möbel werden nach Verfahren geprüft und gekennzeichnet, die in Prüfräumen gelten, aber keine Sicherheit für Wohn- und Schlafräume bieten. So wird in Prüfkammern unter folgenden Bedingungen gemessen: „raumluftumspült, bei 23° C und 45% rel. Feuchte, bei einem Luftwechsel pro Stunde und mit einer Raumbeladung von 1 , d. h. 1m² Plattenoberfläche auf 1m³ Raumvolumen". Die Bezeichnung „E 1" (Emissionsklasse 1 lt. Spanplattenrichtlinie) bietet keine Sicherheit! So ist es nicht verwunderlich, daß – obwohl Spanplatten und Möbel unabhängig von sonstiger Qualität und Preis als „geprüft und formaldehydarm" verkauft werden – es regelmäßig zu starken Beschwerden bei den Käufern kommt. Benachteiligt sind hier insbesondere Kinder, die sicherlich die vorgenannten Zusammenhänge nicht kennen und die Ursachen z. B. für Augenreizungen und Kopfschmerzen nicht lokalisieren können.

37

Wie kann eine Sanierung durchgeführt werden?

Die erfolgversprechendste Methode der Sanierung ist das Entfernen sämtlicher Formaldehydquellen aus dem Wohnbereich. So sollten z. B. aus Spanplatten hergestellte Möbel gegen Massivholzmöbel ausgetauscht werden. Ist dies nicht möglich, müssen die Oberflächen belasteter Platten abgedichtet werden. Dazu können offenliegende Sägeschnitte mit Umleimer abgeklebt und Bohrungen versiegelt werden. Die Wirkung von Schutzanstrichen ist sehr zweifelhaft. Sind ganze Wände aus emittierenden Spanplatten hergestellt, so können diese durch eine Dampfsperre (z. B. Aluminiumfolie) zum Innenraum hin abgedichtet werden. Diese Vorgehensweise beeinflußt zwar durch die großflächige Abdichtung das Raumklima, ist aber wirkungsvoll und vergleichsweise kostengünstig. Weiter ist auf die Verwendung von im Wohnbereich sowieso überflüssigen Desinfektionsmitteln zu verzichten. Gegen Formaldehyd aus Tabakrauch hilft nur das strikte Rauchverbot in Innenräumen.

Welche Alternativen zu Formaldehyd gibt es?

Oft kann auf einfache Weise die Verwendung formaldehydhaltiger Materialien und Produkte umgangen werden. Spanplatten können als Baustoff und in Möbeln durch massives Holz sowie Faser- oder Gipsplatten ersetzt werden. Ist die Verwendung von Spanplatten unumgänglich, so ist der Einsatz von melamin- oder phenolharzverleimten Spanplatten zu empfehlen, die verhältnismäßig wenig Formaldehyd abgeben. Vorsicht bei „formaldehydfreien" Spanplatten (die mit Sicherheit auch Leimharz enthalten), wenn nichts über den eingesetzten Kleber bekannt ist.

4.2 Stoffinformation Holzschutzmittel

Was sind Holzschutzmittel?

Holzschutzmittel enthalten Wirkstoffe zum Schutz gegen tierische und pflanzliche Schädlinge. Sie lassen sich in drei verschiedene Gruppen einteilen:

- Wasserlösliche Salze: Diese Gruppe von Holzschutzmitteln kann überwiegend nur in trockenen Bereichen eingesetzt werden und ist vergleichsweise ungefährlich, solange auf die Beimischung von Fluor, Arsen oder Chrom verzichtet wird.

- Teeröle („Carbolineum"): Hier handelt es sich um Steinkohlenteer-Destillate, die insbesondere polyzyklische aromatische Kohlenwasserstoffe (PAK) und Phenole enthalten. Viele dieser Verbindungen sind nachweisbar krebserregend. Deshalb ist der Einsatz in Innenräumen generell verboten.

- Ölige Holzschutzmittel: Diese Präperate sind lösemittelhaltig und erhielten eine traurige Berühmtheit durch ihre insekten- und pilztötenden Wirkstoffe Lindan und Pentachlorphenol (PCP). Die Anwendung von PCP ist seit 1989 in Deutschland verboten.

Nicht weniger gefährlich sind andere nachfolgende Substanzen, die auf keinen Fall in Innenräumen eingesetzt werden sollten:

Dichlofluanid, Tributylzinn- Verbindungen, $\alpha-$ + $\beta-$ Endosulfan, Chlorthalonil, DDT, Chlornaphthalin, Fenobucarb, Furmecyclox, Tolyfluanid, Parathion.

Wesentlich gefährlicher als zuerst angenommen sind auch die seit der achtziger Jahren eingesetzten Pyrethroide, insbesondere das Permethrin. Diese oben genannten Wirkstoffe können über Jahrzehnte ausgasen und eine Gefahr für Menschen in Innenräumen darstellen.

Wie wirken sie auf den Menschen?

Der Gebrauch von Holzschutzmitteln in Innenräumen kann zu einer Reihe von gesundheitsschädigenden Wirkungen führen. Holzschutzmittel werden von den Schleimhäuten des Magen-Darm-Kanals, über die Haut und die Atemwege gut resorbiert und in den Geweben verteilt. Zielorgane sind im wesentlichen Leber und Niere. Typische Symptome für eine Holzschutzmittelbelastung sind:

39

- Internistisch: Schwellungen im Gesicht, Allergien, chronische Bronchitis, Fieberschübe, rheumatoide Erkrankungen.

- Psychiatrisch und psychomotorisch: Depressionen, Schlafstörungen, Benommenheit, Antriebsstörungen, Konzentrationsmangel.

- Neurologisch: Kopfschmerzen, Schwindel, Gangunsicherheit, herabgesetzte Nervenleitgeschwindigkeit, Sensibilitätsstörungen, Parästhesien.

Wie kann man Holzschutzmittel messen?

Nach unseren Erfahrungen sind zur Zeit vor allem Materialprüfungen für eine Gefährdungsabschätzung geeignet. Aktuelle Luft- oder Blutanalysen sind nur sinnvoll, wenn sie von spezialisierten Institutionen in eine Gesamtbewertung einbezogen werden. Fragwürdig sind außerdem z. B. Referenzwerte für Konzentrationen im Blut, die aus einem Kollektiv teilbelasteter Patienten ermittelt wurden und Luftrichtwerte, die toxikologisch nicht begründet sind.

Es ist unverantwortlich, wenn eine Gefahrenabschätzung über die aktuelle, zum Teil stark schwankende Konzentration der Raumluft vorgenommen wird, gleichzeitig aber die Vergangenheit mit einer langjährigen Belastung und einhergehender Vorschädigung vernachlässigt wird. Als Folge einer länger zurückliegenden Holzschutzmittelvergiftung können zum Beispiel Allergien oder eine generelle erhöhte Sensibilität gegenüber verschiedenen anderen Chemikalien auftreten. Im übrigen hat die Messung der Holzschutzmittelwirkstoffe z. T. nur eine Indikatorfunktion, denn Verunreinigungen in diesen Substanzen (z. B. Dioxine im PCP) können schon aus Kostengründen meist nicht ermittelt werden. Ihre mögliche Anwesenheit und damit auch eine schädliche Wirkung muß aber angenommen werden. Bei den Probenahmen, Untersuchungen und Beurteilungen der Ambulanz für Gesundheit und Umwelt steht das Vorsorgeprinzip im Vordergrund.

Wie werden Holzschutzmittel beurteilt?

Für eine Beurteilung der möglichen Gesundheitsgefährdung spielen insbesondere folgende Faktoren eine Rolle:

1. Höhe der Konzentration

2. Größe der behandelten Fläche im Vergleich zum Innenraumvolumen

3. Seit wieviel Jahren besteht die Belastung?

4. Betroffenheit von Kindern und Kranken

5. Intensität der Raumnutzung pro Tag

Aus Sicht der Umweltambulanz werden Holzschutzmittelbelastungen im Material wie folgt beurteilt:

< 0,1–2 mg/kg: keine bzw. unwesentliche Belastung, es hat keine Behandlung stattgefunden

2–10 mg/kg: geringfügige Belastung, evtl. durch Kontamination über die Raumluft

10–100 mg/kg: Belastung, die unter ungünstigen Umständen zu Gesundheitsschäden führen kann

100 mg/kg: sehr starke Belastung, mögliche starke gesundheitliche Gefährdung

In Staubproben sollten die Konzentrationen für Holzschutzmittel auf jeden Fall unter 1 mg/kg liegen.

Wie kann eine Sanierung durchgeführt werden?

Soweit es technisch und finanziell möglich ist, sollten alle behandelten Materialien entfernt und fachgerecht entsorgt werden. Bei behandelten Balken reicht eventuell auch das Abhobeln um rund drei Millimeter, das Abschleifen kann wegen der Staubentwicklung demgegenüber nicht empfohlen werden. Weiter können belastete Oberflächen auch mit einer Dampfsperre (dampfdichte Folie) versehen werden.

Als geeignet hat sich neben Spezialfolien insbesondere Aluminiumfolie im Verbund mit Rauhfasertapete oder Rigipsplatten erwiesen, auch wenn möglicherweise das Raumklima nachteilig beeinflußt wird. Zu Anstrichstoffen können erst positive Bewertungen abgegeben werden, wenn neben dem Beweis der langfristigen Absperrungsleistung die Unschädlichkeit der Behandlung garantiert wird. Bei üblichen lösemittelhaltigen Produkten ist es möglich, daß durch die Lösemittel eine verstärkte Ausgasung der Holzschutzmittel eintritt.

Welche Alternativen zu Holzschutzmitteln gibt es?

In Innenräumen sind Holzschutzmittel ohne Ausnahme überflüssig und schädlich. Auch bei tragenden Bauteilen in Innenräumen ist der Schutz nach der Neufassung DIN 68800, Teil 3, nicht mehr gesetzlich vorgeschrieben. Der Händler sollte bescheinigen, daß die Hölzer abgelagert und unbehandelt sind. Bei einer Holzfeuchte unter 20 Prozent tritt kein Pilzbefall auf. Beachten Sie Regeln des konstruktiven Holzschutzes, d. h. verhindern Sie einen möglichen Befall durch technische Maßnahmen bei dem Auf- oder Einbau von Holz. Wenn ein Holzschutzmittel zwingend erforderlich ist, verwenden Sie möglichst nur Borsalz. Bei einer Außenanwendung sollte das Holz druckimprägniert sein. Bei befallenen Hölzern ist eine ungefährliche Heißluftbehandlung zu empfehlen.

4.3 Stoffinformation Pyrethroide

Was sind Pyrethroide?

Pyrethroide werden als Schädlingsbekämpfungsmittel (Insektizide) eingesetzt. Sie galten in der Fachwelt zunächst als relativ ungefährlich und sollten insbesondere die gesundheitsschädlichen Stoffe Lindan und DDT ersetzen. Später aber stellte sich heraus, daß lediglich das natürliche, aus Chrysanthemen gewonnnene Pyrethrum vergleichsweise unschädlich ist, nicht aber die synthetischen Verbindungen von Pyrethroiden.

Am häufigsten werden folgende Pyrethroide eingesetzt: Permethrin, Cyfulthrin, Cypermethrin, Deltamethrin, δ–

Phenothrin. Zur Wirkungssteigerung wird als Synergist (Wirkungsverstärker) Piperonylbutoxid eingesetzt. Pyrethroide werden in Wohnungen zum Beispiel in Naturteppichen als Mottenschutz, in Insektensprays und Elektroverdampfern als Wirkstoffe eingesetzt. Außer Wohnungen sind auch Schwimmbäder, Hotels oder Kliniken betroffen, wenn gewerbsmäßige Kammerjäger beispielsweise Kakerlaken oder Silberfischen mit dem modernen Giftgemisch zu Leibe rücken.

Wie wirkt es auf den Menschen?

Der Einsatz von Pyrethroiden ist besonders in geschlossenen Räumen gefährlich. Auch Hinweise auf den Verpackungen, wie über behördliche Zulassung und Unbedenklichkeit geben tatsächlich keine Sicherheit vor Gesundheitsgefahren. Zweifelhaft ist auch die Wirkung von sog. Dekontaminierungsmaßnahmen. Die Wirkstoffe der angewendeten Präparate lagern sich auf allen Oberflächen (Wände, Fußboden, Möbel) ab und werden langsam wieder an die Raumluft abgegeben. Einzelne Pyrethroide können abhängig von ihrer Struktur zu ganz unterschiedlichen Problemen führen. Primär wirken Pyrethroide als Nervengift. Es kommt zu Krämpfen, Lähmungen oder zu einer Übererregbarkeit. Da die Aufnahme hauptsächlich über den Staub erfolgt, können nach kurzer Zeit Hautallergien sowie Reizungen der Augen und der oberen Atemwege auftreten. Als Symptome einer Langzeitwirkung sind Parästhesien wie Kribbeln, Taubheitsgefühl und Schwindelgefühl bekannt.

Wie kann man Pyrethroide messen?

Erhöhte Pyrethroidkonzentrationen kann man auf keinen Fall über eine Raumluftmessung ausreichend kontrollieren. Wesentlich effektiver ist die Analyse einer Hausstaubprobe, die mit dem gewöhnlichen Hausstaubsauger gesammelt werden kann. Für eine spätere Bewertung ist es sinnvoll, wenn der Staub bestimmten Räumen zugeordnet werden kann und keine sonstigen Verschmutzungen (z. B. Katzenstreu) im Beutel enthalten sind. Es sollte möglichst der Staub untersucht werden, der über einen Zeitraum von ein bis zwei Wochen angefallen

43

ist. Es ist auch möglich, den Teppich selbst auf Pyrethroide zu untersuchen. Dafür wird ein Stück von zehn mal zehn Zentimetern benötigt.

Wie werden Pyrethroidkonzentrationen beurteilt?

Grundsätzlich sollten keine Pyrethroide in Innenräumen vorhanden sein. Als Orientierungswert für den Hausstaub hat das Bundesgesundheitsamt 1992 die Einhaltung einer Maximalkonzentration (nach einer Behandlung) von 1 mg/kg vorgeschlagen. Da keine ausreichenden Informationen über eine „ungefährliche" Größenordnung der Pyrethroide und ihrer Synergisten vorliegen, sollte die Konzentration in Teppichen möglichst ebenso unter 1 mg/kg liegen.

Wie kann eine Sanierung durchgeführt werden?

Die erfolgversprechendste Methode der Sanierung bei belasteten Teppichen ist die Entfernung sämtlicher Quellen. Bei Schädlingsbekämpfungmaßnahmen mit Pyrethroiden ist neben der Entfernung stark belasteter Materialien eine wiederholte intensive feuchte Reinigung aller belasteter Flächen oder eventuell sogar eine kontrollierte chemische Reinigung erforderlich. Wichtig sind Kontrollen auch noch nach mehreren Monaten, denn bestimmte Oberflächen adsorbieren die Substanz sehr stark und geben es erst langfristig wieder ab.

Welche Alternativen zu Pyrethroiden gibt es?

Im Zusammenhang mit dem Kauf von Teppichen aus Naturmaterialien sollte man sich grundsätzlich bescheinigen lassen, daß der Teppich frei ist von Pyrethroiden oder sonstigen Pestiziden. Für Käufer ebenso wie für Sachverständige wird die Situation insbesondere sehr schwierig, weil eine Teppichfirma im Mai 1996 über Ihre Rechtsanwälte mitteilen ließ: „Von einer Behandlung im Sinne einer Mottenschutzausrüstung kann erst dann gesprochen werden, wenn ein Permethrin-Gehalt von mindestens 100 mg/kg oder mehr eingebracht worden ist". Es reicht also nicht, einen „unbehandelten" Teppich zu verlangen, sondern im Kaufvertrag sollte zukünftig auf jeden Fall stehen: Der Teppich ist weder behandelt, noch mit mehr als 1 mg/kg kontaminiert.

Bei Auftreten von Schädlingen oder Lästlingen ist praktisch nie der Einsatz von Giften erforderlich. Ursachenbekämpfung (z. B. feuchte Stellen, offene Lebensmittel) oder das Anbringen von Barrieren (z. B. Fliegengaze, Leimbretter, natürliche Gegenmittel) sind die bessere Lösung.

4.4 Stoffinformation Lösemittel

Was sind Lösemittel?

Lösemittel sind flüchtige organische Verbindungen, die andere Stoffe lösen oder verdünnen, ohne sie chemisch zu verändern. Meistens handelt es sich bei diesen Stoffen um Gemische und nicht um „einzelne, reine" Stoffe. Die Gemische setzen sich in der Regel aus den Substanzklassen der Aldehyde, aliphatischer und aromatischer Kohlenwasserstoffe, Alkohole, Glykole, Ketone und Ester zusammen. Während und nach der Verwendung (z. B. Kleben, Lackieren) entweichen diese Stoffe in die Raumluft und werden überwiegend über die Atmung vom menschlichen Organismus aufgenommen.

Aliphatische Kohlenwasserstoffe (z. B. Hexan, Oktan, Dekan, Dodekan) sind häufig verwendete Lösemittel, die z. B. in Terpentinersatz, Petroleum, Klebern, Lacken, Farben sowie Kunststoffmaterialien (PVC) enthalten sind und aus diesen Stoffen ausgasen können.

Aromatische Kohlenwasserstoffe (z. B. Toluol, Ethylbenzol, Xylol) kommen z. B. in Treibstoffen, Klebern, (Nitro-) Lacken, Verdünnern und vielen anderen Produkten vor. Sie können auch in der Außenluft vorkommen.

Chlorierte Kohlenwasserstoffe (z. B. Dichlorethan, 1,1,1-Trichlorethan, Tetrachlorethylen = Per) werden u. a. zur chemischen Reinigung, zum Entfetten und Abbeizen oder in Korrekturflüssigkeiten eingesetzt.

45

Aldehyde, Alkohole, Ketone, Ester (z. B. Methanol, Butanol, Propanol, Ethanol, Ethylacetat, Butylacetat, Hexanal, Aceton) dienen u. a. als Verdünner, Glanzverbesserer und Reinigungsmittel. Sie sind u. a. Bestandteile in Lacken, Klebern und Druckfarben.

Terpene (z. B alpha-Pinen, 3-Karen und Limonen) werden häufig als „natürliche" Lösemittel bezeichnet, sind aber trotzdem nicht harmlos. Sie stammen aus Tannen- und Fichtenholz und werden zunehmend in Lacken und Klebern eingesetzt. Limonen kommt u. a. in den Schalen der Zitrusfrüchte vor und wird als Zitrusduftersatz vielen Küchenprodukten (Wasch- und Spülmittel usw.) zugesetzt.

Wie wirken sie auf den Menschen?

Über die Atemluft gelangen Lösemittel in die Lunge, wo sie resorbiert und mit dem Blut in die einzelnen Organe und Gewebe transportiert werden, wo sie ihre Giftwirkung entfalten. Auch eine Aufnahme über die Haut oder die Nahrung ist möglich. Die Wirkungsschwellen für Lösemittel sind sehr unterschiedlich. Neben einer narkoseähnlichen Wirkung treten je nach Substanz Schleimhautreizungen, Schwindelgefühl, Müdigkeit, Benommenheit und bei höherer Dosis auch Übelkeit und Kopfschmerzen auf. Bei einer Langzeitbelastung können neben psychoorganischen Störungen Leber- und Nierenschädigungen hinzukommen. Mit den schlimmsten Folgen ist z. B. nach dem Lackieren größerer Flächen oder dem Kleben von Bodenbelägen bei gleichzeitig schlechter Belüftung der Räume zu rechnen.

Wie kann man Lösemittel messen?

Erhöhte Lösemittelkonzentrationen in der Raumluft sind oftmals durch den charakteristischen „chemischen" Geruch zu erkennen. Zur Ermittlung von erhöhten Konzentrationen sind aufwendige und zum Teil sehr kostenintensive Untersuchungen notwendig. Dies hängt unter anderem damit zusammen, daß es sich hier um mehrere hundert verschiedene bekannte und unbekannte Substanzen handelt, die in Frage kommen.

46

Vor einer Probenahme sind zunächst die Vorbedingungen zu klären. Für eine gesundheitliche Beurteilung werden meist „worst-case-Verhältnisse" für die Lüftung gewählt, d. h. der zu prüfende Raum sollte bei normaler Temperatur und Feuchtigkeit vor der Messung mindestens 24 Stunden nicht gelüftet werden. Danach werden bei geschlossenen Fenstern und Türen über mehrere Stunden ca. 500 Liter Luft auf Aktivkohle oder andere Adsorbentien gesaugt.

Eine weitere Möglichkeit besteht in der Anwendung eines Passivsammlers, der zirka 14 Tage in dem belasteten Raum ausgelegt wird und über den Probenahmezeitraum die mittlere Belastung der Raumluft aufnimmt. Im Labor werden die in der Aktivkohle angereicherten Stoffe herausgelöst und mit gaschromatischen und massenspektrometrischen Verfahren analysiert. Liegt eine deutliche Belastung des Wohnraums mit flüchtigen organischen Verbindungen vor, sollte die Quelle ermittelt werden. Für die Quellenermittlung eignet sich die Ausgasung von gezogenen Materialproben. Dazu werden die Proben rund eine Woche in einem geschlossenen Glasgefäß aufbewahrt und eine Luftprobe aus dem Gefäß analysiert.

Wie werden Lösemittel beurteilt?

Grundsätzlich sind Lösemittel in ihren gesundheitlichen Auswirkungen auf den Menschen sehr schwer zu beurteilen, weil sie immer in unterschiedlichen Kombinationen vorkommen und hierfür keine Richt- oder Grenzwerte vorliegen. Theoretisch sollte die Innenraumluft nicht schlechter sein als die Außenluft, aber diese Forderung ist im Normalfall sicherlich nicht einzuhalten.

Maximale-Arbeitsplatzkonzentrationen (MAK-Werte) sind zur Beurteilung nicht geeignet und bieten keinen Schutz vor chemischen Belastungen in Wohnungen oder Büros. Sie wurden für Einzelsubstanzen aufgestellt und gelten nur für arbeitsschutzrechtlich kontrollierte Arbeitsräume. Sie liegen um etwa das 1000fache gegenüber Vorsorgewerten in sonstigen Innenräumen zu hoch. Hinzu kommt, daß gleichzeitig auftretende Stoffe nicht nur in der Summe wirken, sondern sich auch gleichzeitig in der Wirkung potenzieren können. (Interaktion)

47

Bei allen Bewertungen ist zu beachten, daß auch Säuglinge, Schwangere, Kranke oder sonst sensibilisierte Personen in Innenräumen zuverlässig geschützt werden müssen. Zum Vergleich werden oftmals die Werte aus einer Untersuchung des Bundesgesundheitsamtes herangezogen, die 1985 in ca. 500 Wohnungen durchgeführt wurde. Damit kann allerdings nur festgestellt werden, ob eine „auffällige" Belastung vorhanden ist, d. h. ob die gemessene Konzentration über dem 90%-Percentil-Wert der BGA-Liste liegt. Bei einer gesundheitlichen Bewertung ist auch zu beachten, ob möglicherweise eine Sensibilisierung eingetreten ist, da in den ersten Tagen und Wochen nach erfolgten Baumaßnahmen sicherlich die höchsten Werte auftreten. Als Vorsorgemaßnahme sollten Innenräume nach dem Einsatz von lösemittelhaltigen Baumaterialien mindestens sechs Wochen gut gelüftet und möglichst nicht genutzt werden.

Als Zielwerte (Konzentration in µg/m³) werden von der Ambulanz für Gesundheit und Umwelt folgende Lösemittelkonzentrationen für die Innenraumluft empfohlen:

Gesamtkonzentration	300
Aliphatische Kohlenwasserstoffe	100
Aromatische Kohlenwasserstoffe	50
Chlorierte Kohlenwasserstoffe	20
Aldehyde (außer Formaldehyd)	50
Alkohole	100
Ketone	20
Ester	20
Terpene	50

Diese Werte gelten nicht für Einzelsubstanzen mit besonderem Gefährdungspotential, wie z. B. Benzol.

Wie kann eine Sanierung durchgeführt werden?

Die erfolgversprechendste Methode der Sanierung ist das Entfernen sämtlicher relevanten lösemittelausgasender Quellen. Dieses ist allerdings in der Praxis oft nur mit erheblichem (Kosten-) Aufwand möglich. Wenn bei Einhaltung der üblichen Trocknungszeiten (zirka sechs Wochen) immer noch gesundheitliche Beeinträchtigungen eintreten können, ist eine Sanierung allerdings unumgänglich.

Welche Alternativen zu Lösemittel gibt es?

Der wirkungsvollste Effekt zum Schutz der Gesundheit kann durch den generellen Verzicht auf lösemittelhaltige Produkte erzielt werden. Das gilt z. B. für Teppichkleber sowie Lack- oder Latexfarben an den Wänden. Durch eine Papiertapete werden die Wände nicht versiegelt, und der Anstrich mit einer Innen- Dispersionsfarbe reicht in Wohn-und Schlafräumen ebenso aus wie für Büros.

Wenn der Einsatz lösemittelarmer Produkte unumgänglich ist, muß auf gute und schnelle Trocknungszeiten ebenso geachtet werden wie auf eine intensive und regelmäßige Lüftung. Oftmals ist der Verzicht auf Kunstoffmaterialien (z. B. Vinyltapeten) nicht nur gesünder, sondern auch kostensparend. Insbesondere PVC- Produkte sollten aufgrund ihrer Weichmacheranteile und der gesamten Umweltproblematik gemieden werden.

Sicherheitsdatenblätter liefern Fachdaten für Industrie und Gewerbe, erlauben aber keine Schlüsse auf mögliche Gesundheitsgefahren für den Nutzer. Als „lösemittelarm" gekennzeichnete Kleber dürfen z. B. einen Anteil an Lösemitteln von fünf Prozent haben. Zudem werden über die tatsächlichen Inhaltsstoffe und über die Gefährlichkeit in der Regel keine Angaben gemacht. Auch aus gesetzlich als „lösemittelfrei" gekennzeichneten Produkten können Lösemittel ausgasen, denn ein Anteil unter 0,5 Prozent braucht ebensowenig angegeben zu werden wie der Gehalt an Lösemitteln mit einem Siedepunkt oberhalb von 200 °C. Hier besteht dringender Klärungsbedarf, denn schwerflüchtige Lösemittel

49

müssen nicht nur mit einem komplizierten und teuren Verfahren gesondert gemessen werden, sondern weltweit gibt es keine umweltmedizinisch abgesicherten Bewertungskriterien.

4.5 Stoffinformation Weichmacher

Was sind Weichmacher?

Weichmacher werden Kunststoffen beigemischt, damit diese eine vielseitige Verwendbarkeit bekommen und einfach zu bearbeiten sind. Sie wirken wie ein Schmiermittel zwischen den Kunststoffmolekülen und machen die Materialien je nach Bedarf unterschiedlich elatisch. Durch den Zusatz von Weichmacher hat insbesondere auch PVC eine enorme Bedeutung erlangt. Der Anteil an Weichmachern kann bis zu 70 Prozent betragen. Einsatzgebiete für mit Weichmacher versetztes „Weich-PVC" sind u. a. Bodenbeläge, Kabel, Folien, Beschichtungen und Profile für den Bau von Fenstern und Türen.

Die am häufigsten eingesetzten Weichmacher (ca. 60 Prozent) stammen aus der Stoffgruppe der Phthalsäurediester, der Phthalate. Sie sind vergleichsweise billig und vielseitig einsetzbar. Meistens handelt es sich um Di-2-(ethylhexyl)-phtalat (DEHP), Di-n-Butylphthalat (DBP), Butylbenzylphthalat (BBP) und Diethylphthalat. Für PVC-Produkte wird üblicherweise DEHP eingesetzt, die am weitreichendste erforschte Substanz.

Wie wirken sie auf den Menschen?

Neben allen aus technischer Sicht wertvollen Eigenschaften haben Weichmacher den Nachteil, daß sie langsam wieder ausgasen. In Wohnungen treffen wir zwangsläufig auf DEHP, denn sehr häufig werden dort aus „Weich-PVC" Bodenbeläge, Profile in Fenstern und Möbeln, Decken und Wandelemente, Beschichtungen und in zunehmendem Maße auch Tapeten eingesetzt. Wie auch bei anderen Schadstoffen in der Innenraumluft liegen über Phthalate vergleichsweise wenig wissenschaftliche Daten über die Schadstoffaufnahme und über

toxikologische Wirkungen vor. Auch wenn die Hauptauf-
nahme über Lebensmittel (besonders fetthaltige) zu erwarten
ist, spielt die Belastung in der Raumluft, im Staub und in kon-
taminierten Materialien sicher eine wichtige Rolle. Die
Phthalate werden mit dem Blut verteilt und lagern sich insbesondere in Leber, Niere und Fettgewebe ab. Bei langfrister
Belastung über die Raumluft bzw. den Staub sind als
Folgewirkung insbesondere allergische Reaktionen (Sensibilisierung), Immunschwächen und zentralnervöse Effekte zu
erwarten.

Wie kann man Weichmacher messen?

Grundsätzlich besteht die Möglichkeit einer Raumluftmessung, aber Schwankungen bei der Probenahme
(Luftwechsel, Temperatur und Feuchtigkeit) und Probleme bei
der Sammel- und Analysentechnik führen oft zu
Unsicherheiten. Eine Erfassung über den Hausstaub scheint
ebenfalls aussagekräftiger, wobei sich hier aber erhebliche
Unsicherheiten durch die Wahl des Staubsaugers sowie mögliche Verunreinigungen und Dauer der Zwischenlagerung bis
zur Analyse ergeben.

Wie werden Weichmacher beurteilt?

Für die Beurteilung von Weichmachern in Innenräumen existieren z. T. keine ausreichenden wissenschaftlichen
Unterlagen. Im Bereich von Arbeitsplätzen gilt für DEHP die
maximale Arbeitsplatzkonzentration (MAK-Wert) von 10
mg/m^3. Der MAK- Wert ist bestimmt zum Schutz eines gesunden Arbeiters, der einer Belastung nur acht Stunden ausgesetzt
ist. In Wohnräumen kann man diesen Richtwert jedoch nicht
ansetzen. Hierin halten sich über 24 Stunden sensible
Personen sowie Kranke oder Kleinkinder auf.

Ein Orientierungswert für Innenräume müßte mindestens um
das tausendfache unter dem MAK-Wert liegen. Grundsätzlich
sollten nach Meinung des Verfassers keine erhöhten Werte in
Innenräumen auftreten, zumal ein Krebsrisiko besteht und
nichts über die Gesamtwirkung von mehreren Phthalaten mit
verschiedenen Toxizitäten bekannt ist. Im Zusammenhang mit

51

Hausstaubuntersuchungen wird von einschlägigen Institutionen ein Maximalwert von 250 mg Phthalat pro kg Staub empfohlen. Als Orientierungswerte für die Raumluft werden genannt für DEHP 0,7 µg/m³ und für DBP 2,8 µg/m³.

Wie kann eine Sanierung durchgeführt werden?

Die erfolgversprechendste Methode der Sanierung ist das Entfernen sämtlicher Weichmacherquellen. Es ist vergleichsweise einfach, insbesondere großflächige Quellen, wie Tapeten, Deckenelemente oder Bodenbeläge wieder zu entfernen und durch schadstoffarme Materialien zu ersetzen. Einzelprofile in Fenstern sind in der Regel nicht die Hauptquelle, so daß aufwendigere Sanierungen entfallen können.

Welche Alternativen zu Weichmacher gibt es?

Wegen der beschriebenen gesundheitsschädigenden Effekte hilft nur ein weitgehender Verzicht auf mit Weichmachern versetzten Kunststoffen, d. h. insbesondere „Weich- PVC". Da Baumaterialien die Hauptquellen für Weichmacher in der Innenraumluft bzw. im Staub sind, hilft nur der möglichst weitgehende Verzicht auf Kunststoffprodukte und die Verwendung von schadstoffarmen Produkten.

Ein Bodenbelag aus Linoleum ist auch nicht immer schadstoffrei, aber schon durch einen Geruchstest kann man hier die Belastung mit Lösemitteln oberflächlich feststellen. Papiertapeten sind nicht nur kostengünstiger und gasen bedeutend weniger Schadstoffe aus, sondern sie erhalten die Atmungsfähigkeit der Wände und verbessern das Raumklima. Bei Möbeln sind oft nicht nur die Beschichtungen eine Schadstoffquelle, sondern darunterliegende Spanplatten gasen Formaldehyd aus. Zunehmend kommen deshalb aus gesundheitlichen Gründen Vollholzmöbel zum Einsatz.

4.6 Stoffinformation: Schwermetalle

Welche Metalle gibt es, wo treten sie auf?

Schwermetalle kommen in Spuren überall in der Natur vor. Zu den lebensnotwendigen Schwermetallen gehören Zink, Eisen, Mangan und Kupfer. Als gefährlich und giftig sehen wir insbesondere die nachstehenden Schwermetalle an, die z. B. über Verbrennungsanlagen oder Abwässer in die Umwelt gelangen und sich im Boden anreichern:

Arsen (As): Erzverhüttung, Müllverbrennung.

Blei (PB): Lötmaterial, Munition, Akkumulatoren, Wasserleitungen, Zinngeschirr. Als Zusatz für Benzin, (Druck-) Farben und Haushaltsgeräte wird Blei kaum noch eingesetzt.

Chrom (Cr): Müllverbrennung, Kosmetika, Reinigungs- und Putzmittel, Kleidung.

Kadmium (Cd): Zinkverhüttung, Müllverbrennung, wird bei der Phosphatdüngung mobilisiert, Zigarettenrauch. Als Zusatz in Farben und Kunststoffen wird es kaum noch eingesetzt.

Quecksilber: Elektroindustrie, Photographie, Textilien, Amalgam, Ansammlung in Meeresfrüchten.

Welche gesundheitlichen Auswirkungen haben Metalle auf den Menschen?

Metalle haben meist eine Langzeitwirkung, wenn sie im Körper (z. B. in Haaren, Nägeln oder Knochen) gespeichert werden, oft wird das Immunsystem geschwächt.

Arsen und Arsenverbindungen sind insbesondere in anorganischen Verbindungen gefährlich: Parästesien, Gliederschmerzen, Hyperpathie der Füße, muskuläre Schwäche, Haarausfall, Gewichtsabnahme, Magenentzündung, Krebs.

Blei ist ein starkes Blut-, Nerven- und Nierengift: Anämie, Befindlichkeitssörungen, Parästisien, Epilepsie, psychische Veränderungen können Folge einer Bleiexposition sein.

53

Chrom ist besonders in 3- und 6- wertigen Verbindungen gefährlich. Es wird im Körper gespeichert, ist krebserregend und erbgutschädigend und kann zu Allergien führen.

Kadmium schädigt vorrangig die Speicherorgane: Nieren, Knochen, Leber, Speicheldrüsen; es ist krebserregend, erbgutverändernd und fruchtschädigend.

Quecksilber wirkt allergisierend, hirn-, nervenschädigend und erbgutverändernd.

Wie werden Schmermetalle gemessen und beurteilt?

Schwermetalle in der Wohnung werden am zweckmäßigsten über den Hausstaub kontrolliert. Bei Verdacht auf eine Blei- oder Kupferbelastung empfiehlt sich auch eine Analyse des (abgestandenen) Leitungswassers. Zur Kontrolle des Hausgartens können Bodenproben sowie Obst und Gemüse untersucht werden. Luftmessungon zur Kontrolle des Schwebstaubes sind in der Regel nur an Arbeitsplätzen sinnvoll.

Eine Haaranalyse wird von Fachleuten als wenig aussagekräftig erachtet. Gesundheitliche Beurteilungen sollten immer im Zusammenhang mit der konkreten Belastung und der Situation des Betroffenen erfolgen, da einzelne Richtwerte für die verschiedenen Medien (Wasser, Boden, Luft, Nahrung) nur eine sehr begrenzte Aussage liefern. Akute Belastungen können zweckmäßig über eine Blutanalyse bewertet werden, für Langzeitbelastungen sind in der Regel Organproben erforderlich.

Wie kann man Schwermetallen aus dem Wege gehen?

Keine Amalgamfüllungen einsetzen lassen. Keine Metallgegenstände (Schmuck, Brille) am Körper tragen. Kochgeschirr aus Keramik verwenden. Vermeidung oder Austausch von schwermetallhaltigen Wasserleitungen. Verzicht auf das Rauchen

4.7 Stoffinformation: Künstliche Mineralfasern

Was sind künstliche Mineralfasern, wo treten sie auf?

Künstliche Mineralfasern und deren Produkte werden überwiegend zur Wärme- und Schalldämmung eingesetzt. Es handelt sich dabei um überwiegend um Mineralwolle, die aus Glasrohstoffen oder Gesteinen unter Verwendung von Altglas hergestellt wird. Die aus Schlacken der Stahl- und Buntmetall hergestellte Schlackenwolle ist seltener.

Künstliche Mineralfasern werden hergestellt, indem eine Schmelze bei 1200 bis 1400 °C durch Düsen geblasen, auf rotierende Scheiben aufgespritzt oder durch Spinndüsen gepreßt wird. Zur Produktreife werden den Dämmstoffen Binder (Naturharze, Phenol, Harnstoff und Formaldehyd) in einer Größenordnung von bis zu 7% und zur Staubminderung rund ein Prozent Öle zugegeben.

Zur Vollständigkeit ist noch die Keramikwolle zu erwähnen, die überwiegend zur thermischen Isolierung in der Großindustrie und in Haushaltsgeräten eingesetzt wird. Sie enthält z. B. Aluminiumoxid oder Siliziumdioxid und wird sowohl organisch (z. B. Stärke, Kunstharze), als auch anorganisch gebunden. Die in diesen Materialien enthaltenen Fasern haben überwiegend eine mittlere Länge von einigen Zentimetern und einen mittleren Durchmesser von 3-5 µm (Mikrometer). Beim Konfektionieren und Verarbeiten entstehen allerdings auch kürzere Faserbruchstücke.

Welche gesundheitlichen Auswirkungen haben sie auf den Menschen?

Durch Mineralfasern können insbesondere bei der Verarbeitung Hautreizungen auftreten. Hierfür sind größere Fasern mit einem Durchmesser von mehr als fünf Mikrometer verantwortlich, die sich in der Haut festhaken und neben dem Juckreiz eventuell auch zu Entzündungen führen können.

Allergische Reaktionen sind aufgrund der genannten Zusatzstoffe (z. B. Kunstharze) möglich. Bei intensiven Belastungen mit Staub aus den o. g. Dämmstoffen können Reizungen der Augen und der oberen Atemwege auftreten. Leider können auch Fasern frei werden, die lungengängig und dann eventuell krebsauslösend sind. Aufgrund von Tierversuchen wurden die häufigsten künstlichen Mineralfasern mit „begründetem Verdacht auf krebserzeugendes Potential" eingestuft.

Fasern kritischer Größe weisen folgende Dimensionen auf:

Länge größer 5 µm,

Durchmesser kleiner 3 µm,

Verhältnis von Länge zu Durchmesser von größer 3:1

Neben den vorgenannten Bedingungen spielt es natürlich auch eine große Rolle, wieviel Fasern in der Atemluft vorhanden sind. Bei fachgerechtem Einbau, d. h. vollständigem mechanischem Abschluß gegenüber Innenräumen besteht grundsätzlich keine Gefahr. Erhöhte Faserkonzentrationen können auftreten, wenn bautechnische Mängel bestehen und Stäube oder Fasern aus der Dämmung sichtbar herabrieseln oder durch intensive Luftbewegung ein Abrieb möglich ist. Ausgasungen aus den als als Bindemittel verwendeten Kunstharzen sind möglich, bisher sind aber noch keine Meßwerte in gesundheitsgefährdender Größenordnung bekannt geworden. Besondere Vorschriften gelten für die Herstellung und Verarbeitung von künstlichen Mineralfasern.

Wie werden künstliche Mineralfasern gemessen und beurteilt?

Im Vergleich zu Asbest gibt es für Raumluftbelastungen mit künstlichen Mineralfasern keine eindeutigen Vorschriften zur Messung und Beurteilung. Schon aus Kostengründen sollte die Luftprobe (über mehrere Stunden auf Kernporenfilter gemäß VDI 3492), die z. B. nach einer Asbestsanierung erforderlich wird, nur selten eingesetzt werden. Zudem gelten „Technische Richtkonzentrationen" nur für den Umgang mit künstlichen Mineralfasern und nicht für andere Arbeitsplätze oder Privaträume.

Für eine Gefährdungsabschätzung erscheint es meist sinnvoll, bei einer bekannten Quelle eine Materialanalyse (Identifizierung) durchzuführen. Um die Belastungssituation in Innenräumen zu beurteilen sind Tupfproben sinnvoll. Dabei wird vorhandener, abgelagerter Raumstaub an verdächtigen Stellen durch einen Klebestreifen entnommen und im Labor analysiert. Die Auswertung erfolgt in der Regel mit einem Rasterelektronenmikroskop bei einer Vergrößerung von mindestens 2000 und einer Beschleunigungsspannung von 20 keV. Die Faseridentifizierung kann mit energiedispersiver Röntgenanalyse (EDXA) bei einer Vergrößerung von ca. 50.000 erfolgen.

Wie kann eine Sanierung durchgeführt werden?

Werden in Tupfproben Fasern kritischer Größe gefunden, ist in der Regel eine Sanierung, d. h. die Entfernung der Quelle erforderlich. Belastete Staubablagerungen müssen vollständig entfernt werden. Müssen falsch eingebaute Dämm- oder Isolierstoffe aus künstlichen Mineralfasern entfernt werden, sind umfangreiche Schutzmaßnahmen zum Schutz der Umgebung sowie der Ausführenden erforderlich.

Oft reicht es allerdings auch aus, die betroffenen Stellen gegenüber Innenräumen abzusperren, d. h. zu Versiegeln. Dazu sind neben den üblichen Folien z. T. auch Fugenmassen geeignet. Die Entfernung von Staubablagerungen ist meist nur „feucht" möglich, d. h. der belastete Staub wird schnell gebunden und nicht aufgewirbelt.

Welche Alternativen zu künstlichen Mineralfasern gibt es?

Vor der Einbringung von Dämm- und Isolierstoffen sollten nicht nur die o.g. Gesundheitsgefahren beachtet werden, sondern auch ökologische Gesichtspunkte eine Rolle spielen. Alternativen sind z. B.: Zellulosedämmstoffe (z. B. Isofloc), Perlite (durch Erhitzen expandiertes vulkanisches Gestein), Blähton oder Korkschüttung

57

4.8 Stoffinformation Schimmelpilze und Bakterien

Wo entstehen Schimmelpilze?

Zunehmend gibt es in Häusern und Wohnungen Probleme mit Schimmelpilz- oder Bakterienbefall. Hauptursache ist eine überhöhte Feuchtigkeit in der Wohnung, die folgende Ursachen haben kann:

- Bauliche Wasserschäden, z. B. defekte Rinnen, fehlender Spritzwasserschutz oder defekte Drainage
- Fehlende oder mangelhafte Sperrschichten zum Erdreich
- Falsche Wärmedämmung von Außenbauteilen
- Wärmebrücken, z. B. am Fenstersturz, Balkonplatte aus Beton, ungedämmtes Fallrohr
- Hohe Luftfeuchtigkeit im Innenraum durch Duschen, Kochen, Waschen, bei gleichzeitiger schlechter Lüftung
- Feuchtigkeitsabsperrende Innenverkleidung, z. B. Lackanstriche oder Kunststofftapeten
- Mangelhafte Bauaustrocknung im Neubau

Bei solchen Verhältnissen und im Zusammenhang mit Wärme wird das Wachstum von Mikroorganismen stark gefördert. Diese produzieren und setzen chemische Substanzen frei, die einen charakteristischen, moderigen Geruch verursachen. Weitere Schäden und Nachwirkungen sind z. B. Fäule, sichtbarer und unsichtbarer mikrobieller Bewuchs, chemische Reaktionen des Baumaterials, Verfärbungen und rein mechanische Bauschäden. Schimmelpilze finden häufig auch in Klimaanlagen ideale Wachstumsbedingungen vor und können dadurch die Raumluft stark belasten.

Häufige Schimmelpilzspecies sind Penicillium, Aspergillus, Cladosporium, Fusarium, Alternaria, Mucor und Rhizopus.

Wie wirken sie auf den Menschen?

Mikrobielle Schäden in der Wohnung können auf verschiedene Weise für den Menschen gesundheitsschädlich wirken:

- Pilzsporen und luftgetragene Keime können Erreger von Pilzerkrankungen (Mykosen) sein. Mykosen durch Schimmelpilze wurden bisher allerdings nur bei immungeschwächten Personen beobachtet.

- Schimmelpilzbestandteile in Form bestimmter Eiweißkomplexe können allergische Reaktionen (z. B. Rhinitis, Asthma bronchiale, Alveolitis) auslösen.

- Mykotoxine (z. B. Aflatoxine, Anthrachinone) sind möglicherweise Verursacher von unspezifischen gesundheitlichen Problemen wie Kopf- und Gliederschmerzen, Schleimhautreizungen und erhöhter Infektanfälligkeit.

- Mikrobiologisch produzierte organische Verbindungen (MVOC) verursachen aufgrund ihres moderigen Geruchs ein schlechtes Raumklima. Deren Wirkung auf den menschlichen Organismus ist noch nicht eindeutig geklärt. Sie stehen im Verdacht, unspezifische Störungen wie Schleimhautreizungen und Kopfschmerzen hervorzurufen. Das akute Gefährdungspotential eines mikrobiellen Befalls hängt auch stark von den vorhandenen Pilz- und Bakterienarten ab.

Wie werden Mikroorganismen gemessen?

Innenraummessungen setzen sich in der Regel aus der Probenahme vor Ort und der anschließenden Analyse bzw. Detektion im Labor zusammen. Aus dem Untersuchungsergebnissen und Feuchtemessungen wird der Umfang des Schadens ermittelt und die Gefährdungsabschätzung vorgenommen.

1. Messung von Schimmelpilzsporen und luftgetragenen Keime in der Raumluft

Mit einem speziellen Filter wird vor Ort eine Raumluftprobe gezogen und im Labor über kulturelle Nachweisverfahren auf verschiedenen Nährböden analysiert. Erfaßt werden mit diesem Verfahren lebende Pilzsporen und Keime in der Raumluft, die für die Bewertung in keimbildende Einheiten pro Kubikmeter (KBE/m^3) angegeben werden. Darüber hinaus werden Aufschlüsse über die vorhandenen Pilzarten erhalten. Für

59

die Bewertung des Ergebnisses muß zusätzlich die Außenluftbelastung bekannt sein oder gemessen werden.

Nach den Erfahrungen der Ambulanz für Gesundheit und Umwelt eignet sich dieses Verfahren nur begrenzt für eine optimale Gefährdungsabschätzung. Zum einen erfolgt der Sporenflug nicht kontinuierlich, wodurch die Festlegung des Zeitpunktes und der Dauer der Probenahme schwierig ist, und zum anderen werden abgestorbene Mikroorganismen und Bestandteile nicht erfaßt, obwohl sie auch zu gesundheitlichen Beschwerden führen können. Durch Anfärbung der Proben mit einem speziellem Fluoreszenzfarbstoff läßt sich der Anteil an abgestorbenen Bestandteilen bestimmen und in die Beurteilung mit einbeziehen.

2. Messung des mikrobiellen Befalls im Material

Liegt ein offener, deutlich erkennbarer mikrobieller Schaden vor, kann in der Regel auf die Analyse einer Luftprobe verzichtet und für die Gefährdungsabschätzung die Belastung des betroffenen Materials herangezogen werden. Dazu werden vor Ort Materialproben gezogen und im Labor analysiert. Neben der Sichtprüfung unter dem Mikroskop kommen kulturelle Nachweisverfahren (Anzüchtung von Mikroorganismen auf verschiedenen Nährböden und bei unterschiedlichen Temperaturen) und verschiedene Färbungen der Mikroorganismen zum Einsatz, um die Schimmelpilz- und Bakterienarten und Stärke des Befalls zu bestimmen.

3. Messung von mikrobiologisch produzierten organischen Verbindungen (MVOC)

Eine neue, aber zunehmend wichtigere Methode bei der Suche nach verdeckten, d. h. nicht sichtbaren mikrobiellen Schäden ist die Messung von MVOC in der Raumluft. Bei den Substanzen handelt es sich um flüchtige Stoffwechselprodukte der Schimmelpilze und Bakterien, die an die Raumluft abgegeben werden. Heute sind 33 verschiedene MVOC bekannt, darunter Geosmin (Erdkellergeruch), 1-Okten-3-ol (Pfifferlinggeruch) und 3- Methylfuran.

Für die Messung wird vor Ort eine aktive Luftprobe über Aktivkohle gezogen, an der sich durch Adsorption die MVOC anreichern. Im Labor werden die Substanzen desorbiert und mittels Gaschromatographie und Massenspektrometer analysiert. Über die Zusammensetzung des Ergebnisses kann abschätzt werden, ob ein Schaden vorhanden ist. In Zukunft wird es auch möglich sein, Rückschlüsse auf die Art des befallenen Materials zu erhalten, um so die Schadensquelle leichter aufspüren zu können.

4. „Schimmelhund"

Dieser Spürhund wird durch die Wohnräume geführt und markiert Orte mit verstecktem mikrobiellen Befall. Auf Grund seines hervorragenden Geruchssinns und seiner sehr guten Abrichtung liegt die Erfolgsrate sehr hoch.

Wie werden Schimmelpilze und Bakterien beurteilt?

Ein besonders hohes Gefährdungspotential geht von den Schimmelpilzarten Aspergillus fumigatus, Chaetonium, Paecilomyces, Stachybotrys und Wallemia sowie bei den Bakterien von Streptomyces aus. Werden diese Mikroorganismen nachgewiesen, muß auch bei der Sanierung besonders vorsichtig und sorgfältig vorgegangen werden.

Schimmelpilze sind seit langem als Allergene bekannt, aber es existieren fast keine wissenschaftlich begründeten humantoxikologischen Werte. Grundsätzlich sind bei den vorstehenden Untersuchungsmethoden Bewertungsmaßstäbe sinnvoll, die eine erhöhte oder stark erhöhte Belastung anzeigen und dann mit ausreichender Erfahrung die Möglichkeiten einer Gesundheitsgefahr belegen lassen. Wie auch bei der Bewertung von chemischen Belastungen häufig praktiziert, ist es bei fehlenden Grenz- oder Richtwerten allemal richtig, erhöhte Belastungen im Zusammenhang mit einer möglichen Gesundheitsgefahr zu sehen und Abhilfemaßnahmen zu empfehlen.

Wie kann eine Sanierung durchgeführt werden?

Liegen die Ursachen für erhöhte mikrobielle Belastungen in einem Feuchteschaden, hilft langfristig nur eine bauliche Verbesserung. Nach der Sanierung von defekten Materialien, der Einbringung von Sperrschichten oder der Veränderung des

61

Taupunktes ist eine vollständige Trockenlegung und teilweise auch eine Entfernung belasteter Materialien erforderlich. Ist eine Schimmelpilzbelastung durch falsches Lüftungsverhalten entstanden, muß nach der Entfernung belasteter Materialien (z. B. Tapeten) der Untergrund eventuell behandelt und neu aufgebaut werden.

Der Einsatz von chemischen Stoffen (Fungizide) zur Pilztötung scheint oftmals unabwendbar. Aus Sicht der Ambulanz für Gesundheit und Umwelt bestehen aber erhebliche Bedenken, da Fungizide auch auf den Menschen gesundheitschädlich wirken können. Zudem führen fungizide Mittel oft nur vorübergehend zur Beseitigung des Pilzschadens und können eine Neubesiedelung bei fehlenden technischen Maßnahmen (Austrocknung) nicht verhindern. Im Notfall sollten unter Beachtung aller Sicherheitsregeln und sonstiger Produkthinweise aufgrund der hohen Wirksamkeit Alkohole oder quartäre Ammoniumverbindungen eingesetzt werden. Zur schnellen Selbsthilfe ist auch Essigwasser oder Essigreiniger zu empfehlen.

4.9 Information Elektrosmog

Was versteht man unter „Elektrosmog"

In unserer natürlichen Umwelt finden wir neben Luft, Wasser und Erde magnetische und elektrische Felder. Die Feldstärken sind verhältnismäßig niedrig und nur schwer meßbar. Lebenswichtige Funktionen in unserem Körper, wie die Steuerung des Herzschlags, die Nervenreizung und sogar bestimmte Vorgänge in den menschlichen Zellen werden durch elektrische Impulse gesteuert. Seit etwa 50 Jahren erleben wir, daß dieses natürliche Strahlungsfeld immer stärker durch Hochspannungsleitungen, Satelliten, Radaranlagen, Rundfunk-, Fernseh- und Richtfunksender beeinflußt wird.

In jedem modernen Haushalt gibt es Radio, Fernseher, Mikrowellenherd, Computer, Radiowecker, Fernseher, Mobiltelefon, Babyphon und elektrische Heizdecken. Alle diese elektrischen Geräte erzeugen eigene Strahlungsfelder, die das natürliche Feld überlagern. „Elektrosmog" ist die Bezeichnung für das Durcheinander all dieser Felder. Die Einheit für das elektrische Feld ist Volt pro Meter (V/m). Magnetfelder werden in Nanotesla (nT) angegeben.

Wie wirkt „Elektrosmog" auf den Menschen?

Auch wenn die krankmachenden Wirkungen größtenteils nicht abschließend wissenschaftlich erforscht sind, können durch Elektrosmog bzw. Elektrostreß nach Meinung kritischer Experten unter anderem folgende Wirkungen auftreten: Schlafstörungen, Kopfschmerzen, Gereiztheit und generelle Befindlichkeitsstörungen. Möglicherweise kann auch das Immunsystem (z. B. gegen Krebs) geschwächt werden. Im Zusammenhang mit chemischen Belastungen, wie Schwermetallen, Pestiziden usw. sind Synergieeffekte nicht auszuschließen.

Starke hochfrequente Felder führen zu thermischen Effekten, wie z. B. beim Erhitzen mit der Mikrowelle. Andere athermische Wirkungen kann man bei relativ geringen elektromagnetischen Feldern nachweisen. Dazu gehören z. B. Herzkammerflimmern oder Nervenstimulationen. Strukturen der Zellmembran können sich ändern und den Stoffaustausch in den Körperzellen stören. Durch Hormonstörungen im Zusammenhang mit der Zirbeldrüse wird möglicherweise in den Schlaf- Wachrhythmus des Menschen eingegriffen. Schwedische Forscher haben einen Zusammenhang zwischen der Nähe zu Hochspannungsleitungen und Leukämie ermittelt.

Bei dem Einsatz in der medizinischen Therapie besteht auch die Möglichkeit einer positiven Wirkung von Feldern für den Organismus,. Letztendlich geht es immer um die Dosis, der man ausgesetzt ist. Ganz sicher wurde diese für den „zivilisiert" lebenden Menschen in den letzten Jahrzehnten vervielfacht.

Wie kann man „Elekrosmog" messen?

Grundsätzlich sollte man wissen, daß qualitativ hochwertige, normgerechte Messungen nur von Spezialisten mit sehr aufwendigen und teuren Meßgeräten durchgeführt werden können. Dies gilt insbesondere, wenn es um Schwingungen geht, die außerhalb unseres „Haushaltsstroms" von 50 Hertz liegen. Für orientierende Messungen in Wohnungen – z. B. zur Opimierung des Schlafplatzes – genügen in der Regel einfache Geräte, mit denen qualitative Aussagen möglich sind. Es muß allerdings darauf darauf geachtet werden, daß die maximalen gekrümmten Feldlinien des magnetischen Wechselfeldes erfaßt werden.

Wie wird „Elektrosmog" beurteilt?

In Deutschland gelten zur Zeit Normen und Regeln, die auch im internationalen Vergleich den Ansprüchen auf einen ausreichenden gesundheitlichen Schutz für empfindliche Personen nicht gerecht werden. Im privaten Wohn- und Schlafbereich sollten Werte von 10 V/m für das elektrische Wechselfeld und 200 nT für das magnetische Wechselfeld nicht überschritten werden. In dieser Größenordnung liegt die zivilisationsbedingte Hintergrundbelastung für normale Haushalte.

Wie kann man „Elektrosmog" aus dem Weg gehen?

Vorrangig ist zu empfehlen:

* Der Abstand zu Hochspannungsleitungen, Trafohäusern und Sendemasten sollte mindestens 20 Meter, wenn möglich mehr als 100 m betragen. Achtung: Auch Erdungsleitungen können zu starken Feldern führen.
* Sendemasten gehören nicht auf Privathäuser und schon gar nicht auf auf Kindergärten und Schulen.
* Im Schlafzimmer sollten der Abstand zu Radiowecker, Nachttischlampe und ähnlichen Geräten mindestens 1,5 Meter betragen.
* Verzicht auf elektrische Fußbodenheizungen, Heizkissen und Babyphon!
* Elektrogeräten sollten Schukostecker und geerdete Leitungen haben.
* Eine optimale Lösung bietet die Freischaltung von ganzen Wohnbereichen, wie z. B. des Schlafzimmers während der Nachtzeit. Alle Leitungen werden vom elektrischen Strom getrennt.
* Mikrowellen sollten sicherheitsgeprüft und technisch immer einwandfreie sein.
* Soweit als möglich Verzicht auf die hochfrequente Belastung durch Funktelefone. Bei Nutzung im PKW Festeinbau.

5. Wichtige Grundlagen der Umweltmedizin

5.1 Die Diagnostik umweltbedingter Erkrankungen

K. LOHMANN

Umweltbedingte Erkrankungen (z. B. neurotoxische Folgeschäden) können ausgehen von einer großen Anzahl von Stoffen und Produkten, wie sie im Bereich der Chemie-, der Metall-, der Druck-, der Textilindustrie, der Landwirtschaft, aber auch im Innenraumbereich häufig angewandt werden. Zu nennen sind hier insbesondere halogen-organische Verbindungen, Schwermetalle bzw. Schwermetallverbindungen (Blei, Quecksilber, Chrom, Kadmium, Mangan, Thallium, Vanadium, Arsen usw.), Schweißgase, Farben, Lacke, Lösemittel und insbesondere Biozide (z. B. in Form von Holzschutzmitteln bzw. Textilhilfsstoffen).

Insbesondere bei länger über Jahre andauernder Exposition muß diesbezüglich mit einer Schädigung im Bereich des zentralen, des peripheren und des autonomen Nervensystems gerechnet werden. Ob ein Stoff eher das zentrale, das periphere oder das autonome Nervensystem schädigt, hängt davon ab, inwieweit der Stoff in der Lage ist, die Blut-Hirn Schranke zu durchbrechen. Prinzipiell sind nicht-polare Verbindungen lipidlöslicher und haben somit einen leichteren Zugang zum Nervengewebe als hoch-polare, weniger lipidlösliche Verbindungen.

Obwohl es seit längerer Zeit bekannt ist, daß toxische Substanzen im obigen Sinne sowohl die Funktionen des zentralen als auch des peripheren Nervensystems beeinflussen können, richtet sich erst in letzter Zeit die Aufmerksamkeit der Forschung insbesondere auf Veränderungen des Verhaltens der exponierten Person. Diese Veränderungen des Verhaltens können als Frühindikator für toxische Funktionsstörungen des zentralen Nervensystems angesehen werden.

Das Verhalten kann hierbei als die gemeinsame Endstrecke der sensorischen, motorischen, affektiven und integrativen Prozesse des Nervensystems angesehen werden. Jeder Kontakt mit neurotoxischen Verbindungen kann somit prinzipiell zu Beeinträchtigungen unserer Leistungsfähigkeit sowohl im Bereich des Arbeitsplatzes als auch im Bereich des täglichen Lebens führen. Als leichteste Form einer chronischen Fehlfunktion des ZNS = Zentralnervensystem wird im anglo-amerikanischen Sprachraum das „Organic Mood Syndrom" beschrieben. Das Syndrom ist gekennzeichnet durch unspezifische Symptome wie Müdigkeit, Reizbarkeit, Schlafstörungen, Verlust der Initiative, Verlust des sexuellen Interesses, Mangel im Antrieb, Konzentrationsschwierigkeiten, eine Verminderung der kognitiven Fähigkeiten sowie insbesondere durch Einschränkung des planerischen Verhaltens bzw. exekutiver Funktionen.

Bevor die obigen Symptome einer „umweltbedingten Erkrankung" bzw. neurotoxischen Einflüssen zugeordnet werden dürfen, muß grundsätzlich zur Differenzialdiagnose ein internistisches Krankheitsbild (z. B. ein Diabetes mellitus, eine Schilddrüsenfunktionsstörung, eine Autoimmunerkrankung, ein paraneoplastisches Syndrom usw.) ausgeschlossen werden, ebenso wie ein neurologisch/psychiatrisches Krankheitsbild anderer Genese (z. B. eine Encephalomyelitis disseminata, eine Depression usw.).

Eine Stufendiagnostik mit Bestimmung der „üblichen Laborparameter" sowie nachfolgender Schilddrüsendiagnostik, Syphilisserologie, Ausschluß einer Vitamin B_{12}-Störung, Folsäureresorptionsstörung sowie letztendlich Durchführung einer Computertomographie/Kernspintomographie des Cerebrums und Lumbalpunktion wird diesbezüglich im anglo-amerikanischen Bereich vorgeschlagen. Bei der Untersuchung subtiler neurotoxischer Effekte mit Beeinträchtigung des zentralen Nervensystems bietet die Anwendung standardisierter neuropsychologischer Testverfahren die Möglichkeit, die vom Patienten geklagten Beschwerden zu definieren bzw. zu verifizieren.

Durch die Tests werden insbesondere Funktionen wie Aufmerksamkeit, psychomotorische Fähigkeiten, Begriffsbildung,

Urteilsvermögen, Gedächtnis, räumliche Wahrnehmung, Sprache, Gemütsverfassung und Persönlichkeit erfaßt.

Praktisches Vorgehen im Krankheitsfall

Die Untersuchung eines einzelnen Patienten beginnt mit der gründlichen klinischen Anamnese und der Erhebung der Expositionsvorgeschichte. Hierbei erhält man einen Überblick über die Belastung des Patienten am Arbeitsplatz, im häuslichen Umfeld sowie während der Freizeitaktivitäten in den letzten 20 Jahren.

Die anschließenden klinischen Untersuchungen dienen dazu, das Ausmaß der Fehlfunktionen zu ermitteln. Bei pathologischen Befunden muß der behandelnde Arzt unterscheiden zwischen toxisch induzierten Erkrankungen und solchen, die anderen Ursprungs sind. Dieser Prozeß der Differentialdiagnose kann sich äußerst schwierig gestalten. Grundsätzlich darf aber die Diagnose einer „neurotoxischen Schädigung" nicht gestellt werden, wenn nicht eine entsprechende Exposition in der Vorgeschichte eindeutig belegbar ist. Dabei muß der Arzt das Ausmaß und die Dauer der Exposition einer neurotoxischen Substanz bestimmen, um die Wahrscheinlichkeit über die Beteiligung einer solchen Exposition an den Krankheitsursachen zu ermitteln. Der behandelnde Arzt kann sich dabei mit einem Spezialisten (Toxikologen, Umweltmediziner, Umweltingenieur, Nervenarzt, Arbeitsmediziner, Sicherheitsingenieur u.ä.) beraten, um die Expositionsdaten und ihre Singnifikanz im Einzelfall abschätzen zu können.

Wenn die Diagnose einer toxisch bedingten Erkrankung gestellt ist, sollte der Patient unbedingt einen Expositionsstop anstreben (Wechsel des Arbeitsplatzes, Entfernung von biozidhaltigen Hölzern/biozidhaltigen Teppichböden aus dem Wohnbereich usw.). Die Maßnahmen, die letztendlich zum „Expositionsstop" führen, müssen sorgfältig und kompetent geplant werden, um unnötige soziale Belastungen (Verlust des Arbeitsplatzes, hohe Geldinvestitionen im Privatbereich usw.) zu vermeiden.

Patienten mit dem Verdacht auf eine neurotoxische Erkrankung müssen auch nach Expositionsstop eine längere

67

Zeit beobachtet werden, um den Krankheitsverlauf abschließend beurteilen zu können. Häufig kann eine definitive
Entscheidung über die toxische Genese der Beschwerden erst
durch den Verlauf der Krankheit nach Expositionsstop getroffen werden. In der Regel ist davon auszugehen, daß nach
Expositionsstop insbesondere bei Betroffenen mit noch nicht
„all zu langer Exposition" eine deutliche Befundbesserung eintritt. Bei Patienten mit Zustand nach länger dauernder neurotoxischer Schädigung und deutlicheren Ausfällen von seiten
des Nervensystems ist eine solche Befundbesserung nicht zu
erwarten (z. B. Zustand nach langjährige Bleiexposition,
Lösemittelencephalopathie usw.).

5.2. Wann und wie wird der Mensch durch Umweltgifte krank?

H. G. LINKE, C. ALSEN-HINRICHS

„Die Freisetzung von neuen chemischen Stoffen bzw.
Schadstoffen durch den Menschen in unsere Umwelt hat in
den letzten fünfzig Jahren ein nie dagewesenes Ausmaß angenommen. Allein wenn man den Bereich der Luftbelastung her-
ausgreift, zeigen sich die ungeheuren Dimensionen der
Schadstoffbelastung" (Wassermann 1990). So wurden 1986
allein

- 2,950 Mio.t Stickstoffoxide,
- 24,509 Mio.t flüchtige organische Verbindungen,
- 8,900 Mio.t Kohlenmonoxid,
- 2,300 Mio.t Schwefeldioxid und
- 0,560 Mio.t Staub

in unsere Atemluft abgegeben (vgl. Daten zur Umwelt
1988/89), ganz abgesehen von den vielen anderen Substanzen,
die sich noch in der Luft befinden (vgl. Wassermann et al.
1990). Die Folge dieser massiven Schadstofffreisetzung ist eine
zunehmende Umweltverschmutzung: „Die ökologischen

Lebensbedingungen des Menschen haben sich in den letzten Jahrzehnten verschlechtert. Die Probleme, um die es geht, sind seit langem bekannt. Neu ist das Ausmaß der heutigen Umweltverschmutzung. Die daraus resultierenden Umweltveränderungen sind teils unvorhergesehen eingetreten und da, wo eine Voraussicht möglich war, so lange ignoriert worden, bis die Folgen unmittelbar bedrohlich geworden sind" (Beck u. Schmidt 1991).

Diese Umweltverschmutzung betrifft alle Bereiche unserer Umwelt, ihre Folgen sind vielfältig: Beck und Schmidt (1991) nennen u. a.

- Klimaveränderungen durch steigenden Kohlendioxidgehalt der Luft als Folge der Verbrennung fossiler Brennstoffe (geschätzte Temperaturerhöhung in 100 Jahren ~ 3° C = Treibhauseffekt);
- Anstieg der UV-Strahlung (UVC) durch Verringerung der Ozonschicht in der Stratosphäre als Folge von z. B. Halogenkohlenwasserstoffemissionen.

Wassermann et al. (1990) beschreiben als Folgen:

- daß immer weiter Tier- und Pflanzenarten durch menschliche Ignoranz unwiederbringlich ausgerottet werden, weil die massenhaft in Luft, Wasser und Boden emittierten Schadstoffe primär die besonders störanfälligen Reproduktionsprozesse der Lebewesen schädigen,
- daß die jahrzehntelang gestiegene Luftverschmutzung durch Industrie und Kraftfahrzeuge unermeßlichen Schaden an jahrtausendealten Kulturdenkmälern angerichtet haben, deren Wert eigentlich nicht gemessen werden kann, da sie unwiederbringlich vernichtet sind,
- daß die Abgase aus Kraftwerken, Industrie und Kraftfahrzeugen in wenigen Jahren unseren Wald weitgehend zerstört haben,
- daß der weiterhin unvermindert hohe Schadstoffeintrag in Flüsse, Seen und Meere (z. B. Nord- und Ostsee) diese Ökosysteme zunehmend zerstört,
- daß die Zusammenhänge zwischen der Schadstoffbelastung des Menschen und dem Auftreten von

69

Erkrankungen der Atemwege, von Allergien, Immun-
defekten, Krebs, Mißbildungen und vielen
„unspezifischen" Krankheitsbildern zunehmend
deutlicher werden..."

Besonders der letzte von Wassermann et al. genannte Punkt
gewinnt an Bedeutung. Daß Chemikalien die menschliche
Gesundheit schädigen können, ist von den klassischen
Vergiftungen her bekannt: In den deutschen Giftinformations-
zentren gehen 120.000 bis 130.000 Anfragen zu Vergiftungen
jährlich ein (Heinemeyer u. Hahn 1993). So machen
Vergiftungen 17 Prozent aller internistischen Notaufnahmen
an einer Notaufnahmestation aus (vgl. Schuster 1986, dort
nach Schwarzer, Ohler 1982).

Bei den Vergiftungen handelt es sich in 10-15 Prozent um
akzidentelle und in 5 Prozent um gewerbliche Vergiftungen
(vgl. Schuster 1986). Als eine Ursache des Anstiegs der
Vergiftungen gibt Schuster dabei „die starke Zunahme der
„Haushaltsgifte" infolge der Entwicklung sehr zahlreicher
„neuer chemischer Mittel" an. Was aber in letzter Zeit zunehmende Beachtung findet, ist die Tatsache, daß die zunehmende Belastung der Umwelt mit Schadstoffen die Gesundheit des
Menschen beeinträchtigt:

„In der Umwelt finden sich in zunehmendem Umfang schäd-
liche Stoffe, die das ökologische Gleichgewicht stören und eine
ernste Gefahr für die Gesundheit der Menschen, aber auch von
Pflanzen und Tieren bedeuten" (Wirth u. Gloxhuber 1985).
Solche Gesundheitsstörungen können auch in Form von akuten
Massenvergiftungen auftreten. Beispiele hierfür wären London
1952, wo es durch starke Luftverschmutzung durch
Schwefeldioxid und Staub zu einem Anstieg von Herz- und
Lungenerkrankungen mit 3000 Todesfällen kam, Minamata 1956,
wo es durch Methylquecksilberverbindungen im Fisch zu
Nervenschäden und der „Minamata-Krankheit" kam und Bhopal
1985, wo Methylisocyanat zu akuten Lungenerkrankungen mit
3000 Toten und 300.000 Vergifteten führte (vgl. Daunderer 1990).

In der Hauptsache sind sie aber die Folge unserer alltägli-
chen, „normalen" Umweltbelastung: „Es ist offensichtlich, daß
die vorhandene und teilweise zunehmende Umweltbelastung

einen weitreichenden und tiefgehenden Einfluß auf unsere Lebensbedingungen hat. Mit Problemen, wie „Anstieg von Allergien", „Dioxinen in Nahrungsmitteln", „Wasser-, Boden-, Außen- und Innenraumluftbelastungen mit gesundheitsgefährdenden Stoffen", „Nutzungsfragen von Altlastenstandorten", „Emissionen durch Müllverbrennungsanlagen" usw. werden wir zunehmend konfrontiert.

Parallel dazu wachsen die wissenschaftlichen Erkenntnisse, daß diese – in aller erster Linie anthropogen bedingten – biologischen, chemischen und physikalischen Veränderungen von Wasser, Boden, Luft und Nahrungsmitteln auch in niedrigen Konzentrationen ein Risiko für die menschliche Gesundheit darstellen und sogenannte „Umweltbedingte Erkrankungen" verursachen können" (Wendel 1990). Beispiele hierfür wären:

- Das von Lohmann (1991) beschriebene neurotoxische Syndrom, hervorgerufen durch die alltägliche Belastung mit Insektiziden, Pestiziden, Herbiziden, Lösemitteln und Klebstoffen.

- Das von Volkheimer et al. (1993) beschriebene „Holzschutzmittelsyndrom" bei im Wohnbereich Holzschutzmittelexponierten, wobei man von mindestens vier Millionen mehr oder weniger PCP-belasteten Haushalten ausgeht (vgl. Janositz 1991).

- Das „Sick-Building"-Syndrom, bei dem u.a. auch chemische Faktoren in der Innenraumluft als Ursache diskutiert werden (vgl. Tomforde u. Kruse1992).

- Die Aufnahme „gesundheitlich nicht unbedenklicher Mengen an Blei" (Meyer u. Roßkamp 1987) über das Trinkwasser, wovon ca. zehn Prozent der Bevölkerung betroffen sind (vgl. ebenda).

- Die Tatsache, daß in Bayern im März 1989 von 476 Wassergewinnungsanlagen der Nitratgrenzwert von 50 mg/l überschritten wurde (vgl. Daunderer 1990)

- Bei der Belastung verschiedener Nahrungsmittel mit polychlorierten Dibenzodioxinen und -furanen (PCDD/PCDF), polychlorierten Biphenylen (PCB), verschiedenen chlororganischen Pestiziden, Blei,

Cadmium und Nitrat werden „die Grenzen der zumutbaren Belastung erreicht oder überschritten" (Umweltgutachten 1987).

- Die Belastung der Muttermilch mit PCDD/PCDF und PCB: „Die toxikologische Bewertung alleine der PCDD/PCDF macht deutlich, daß zwischen der im Tierversuch bereits krebserregenden oder immuntoxischen Dosis dieser Stoffe, und derjenigen, die dem Säugling über die Muttermilch bei uneingeschränkter Stilldauer zugeführt würde, kein Sicherheitsabstand mehr besteht. Dieser Tatbestand mußte Toxikologen dazu veranlassen, vom Stillen gänzlich abzuraten" (Wassermann et al. 1990).

- „Zusammenhänge zwischen partikelförmiger Luftverschmutzung und Mortalität, zwischen Smog und Morbidität bzw. Mortalität, zwischen allgemeiner Luftverschmutzung und Atemwegserkrankungen bei Kindern und zwischen Luftverschmutzung und chronischer Bronchitis sind vielfach gesichert (...)" (Umweltgutachten 1987).

- Die Zunahme von Allergien in den westlichen Industrieländern, die durch die Schadstoffbelastung der Umwelt begünstigt wird (vgl. Behrendt u. Brassel 1981);

- Schadstoffbedingte Schäden am Immunsystem

- Fertilitätsstörungen durch Umweltschadstoffe mit hormoneller Wirksamkeit

- Die Exposition gegenüber den Luftschadstoffen Arsen und seinen anorganischen Verbindungen, Asbestfasern, Benzol, Cadmium und seinen Verbindungen, Dieselmotoremissionen, Polyzyklischen Aromatischen Kohlenwasserstoffen (Leitsubstanz Benzo-a-pyren) und 2,3,7,8-Tetrachlordibenzo-p-dioxin führt in Ballungsgebieten zu 81 zusätzlichen Krebsfällen je 100.000 Einwohner. Damit ist das Risiko, dort aufgrund dieser Schadstoffe an Krebs zu erkranken, fünfmal höher als in ländlichen Gebieten (vgl. Länderausschuß für Immissionsschutz 1992).

- Zunahme der bodennahen Ozonkonzentrationen: So wurde der vom VDI als Richtwert angegebene 1/2-Stunden-Mittelwert von 120 µg/m³ (vgl. VDI-Handbuch „Reinhaltung der Luft", Band 1) in Baden- Württemberg 1992 an mindestens 80 Tagen zwischen Mai und September überschritten (vgl. N. N.a 1993). Allerdings fehlt in dieser Quelle eine Angabe, über welchen Zeitraum diese Werte überschritten wurden. Bei diesen Konzentrationen kann es schon nach kurzfristiger schwerer Arbeit zu Schleimhautreizungen von Augen, Nase, Rachen und Hals sowie Verschlechterung der Leistungsfähigkeit bei Sportlern kommen (vgl. Ärzte-kammer Baden-Württemberg 1989, nach Bastian u. Theml, 1990). Vielerorts wurden 1992 1/2-Stunden-Spitzenwerte von über 300 µg/m³ gemessen (vgl. N.N.a 1993), Werte, bei denen es nach einstündiger Arbeit bei Erwachsenen zur Einschränkung der Lungenfunktion kommt (vgl. Ärztekammer Baden-Württemberg 1989, nach Bastian u. Theml, 1990).

- Ein erhöhtes Erkrankungsrisiko bei bestimmten kindli-chen Krebserkrankungen in der Nähe von Kernkraft-werken (Stellungnahme von Wassermann u. Wichmann 1993).

Die Bedeutung dieser Probleme wird in zunehmendem Maße sowohl von der Bevölkerung als auch von der Ärzte-schaft erkannt: In einer Studie von Ruff (1990) gaben ungefähr die Hälfte der 180 befragten Personen an, „durch Umweltbela-stungen konkrete gesundheitliche Beeinträchtigungen zu erlei-den (...)." Eine Umfrage, die „die Erfahrungen der Ärzte über mögliche gesundheitliche Auswirkungen von Umweltbela-stungen in einer allgemeinen und eher orientierenden Form erfassen soll" (Schlipköter 1985), kommt u.a. zu folgenden Ergebnissen:

Jeweils elf Prozent der Ärzte sehen Zusammenhänge zwi-schen akuten oder chronischen Erkrankungen und Verunreinigungen des Trinkwassers bzw. des Bodens an. 66 Prozent der Ärzte geben an, daß ungefähr ein Zehntel ihrer Patienten unter Lärm leiden, 67 Prozent der Ärzte haben

Patienten, die unter der Luftverunreinigung leiden (vgl. Schlipköter 1985).

Genaue Angaben über die Häufigkeit umweltbedingter Krankheiten liegen leider nicht vor, nicht zuletzt aufgrund sehr unterschiedlicher Definitionen dieses Begriffes. Ein weiterer Grund liegt darin, daß nur ein geringer Anteil von etwa 5 bis max. 20 Prozent aller Schadstoffe hinsichtlich ihrer gesundheitlichen Auswirkungen charakterisiert sind und für Schadstoffgemische fast keine Aussagen getroffen werden können (vgl. Korte 1987).

Außerdem werden bei vielen, besonders bei chronischen Krankheiten, Umweltschadstoffe als mögliche Ursache viel zu wenig berücksichtigt (vgl. Wassermann 1985), so daß bei vielen Krankheiten keine Erkenntnisse darüber vorliegen, ob und inwieweit sie durch Umweltschadstoffe hervorgerufen werden können. Ein weiterer Faktor, der eine umfassende Einschätzung dieses Problems behindert, sind die noch immer verbreiteten Bestrebungen, die Bedrohung unserer Gesundheit durch Schadstoffe zu verharmlosen: So bezeichnen Ames u. Gold die Auffassung, daß moderne Techniken die Gesundheit der Bevölkerung beeinträchtigen, als eine Fehleinschätzung (vgl. Belau 1992).

Nach Überla (ehemaliger Präsident des Bundesgesundheitsamtes) (1991) haben „die Hauptrisiken des Lebens (...) mit Umweltverschmutzung sehr wenig zu tun. Sie sind weitgehend durch den Lebensstil bedingt und lassen sich durch gesundes Verhalten reduzieren, kaum durch Maßnahmen im Umweltbereich. Insgesamt ist klar, daß gesundheitliche Risiken durch Umweltbelastungen im Vergleich zu den wesentlichen Lebensrisiken heute eher klein sein müssen." Ähnlich äußert sich Schreiber (1991):

„Doch die eigentlichen Probleme liegen in einem ganz anderen Bereich, wie einige Zahlen deutlich machen: 30 Prozent aller Krebsfälle lassen sich auf das Rauchen zurückführen, weitere 30 Prozent auf falsche Ernährungsgewohnheiten, wobei sowohl Menge und Art als auch die Zubereitung der Speisen gemeint sind. (...) Wer also wirklich gesünder leben will, könnte ohne großen finanziellen Aufwand seine Chancen mit einer hohen Wahrscheinlichkeit deutlich verbessern. Doch leichter als selbst etwas zu tun und liebgewonnenes Fehlverhalten aufzugeben, ist es, so der Tenor in den Diskussionen, von den anderen, den Politikern am besten, zu fordern, sie sollten doch etwas tun."

Bei kritischer Betrachtung sind diese Aussagen allerdings einzuschränken:

Da wir, wie oben gezeigt, gar keine Ahnung haben, in welchem Ausmaß Umweltschadstoffe unsere Gesundheit schädigen, sind Aussagen, daß „gesundheitliche Risiken durch Umweltbelastungen im Vergleich zu den wesentlichen Lebensrisiken heute eher klein sein müssen" (Überla 1991), nicht haltbar. Auch die Aussage von Schaefer et al. (1991), „eine klinisch manifeste Erkrankung wird nur selten monokausal oder vorrangig auf benennbare Umwelteinwirkungen zurückzuführen sein", läßt bei den bestehenden diagnostisch-methodischen Problemen nicht den Schluß zu, daß hier Umwelteinwirkungen auch wirklich keine große Rolle spielen.

Auf die Ausführungen von Schreiber (1991) bezogen muß man berücksichtigen, daß es sich bei den Rauch- und Ernährungsgewohnheiten um individuelle, persönliche Entscheidungen handelt, während die Einwirkung von Umweltschadstoffen sich oft der Kontrolle des Einzelnen entzieht. So schreibt der Länderausschuß für Immissionsschutz (1991) zu der Frage, ob zirka zwei Prozent der Krebserkrankungen in der Bundesrepublik durch Luftschadstoffe hervorgerufen werden: „In jedem Fall ist ein Anteil in dieser Größenordnung an der Gesamtzahl der Krebstodesfälle immer noch so groß, daß es dringend Handlungsbedarf hervorruft, zumal im Immissionsbereich – im Gegensatz beispielsweise zum Rauchen – kaum die Möglichkeit besteht, sich der Einwirkung krebserzeugender Stoffe zu entziehen (...)."

Wenn sich also jemand entscheidet, die Risiken des Rauchens und der Fehlernährung auf sich zu nehmen, aber nicht bereit ist, die Gesundheitsgefahren durch Umweltschadstoffe zu akzeptieren, mag dies inkonsequent oder auch unverständlich sein. Es gibt jedoch keinen Grund, einem Raucher das Recht abzusprechen, eine saubere Umwelt zu fordern.

Außerdem handelt es sich bei den Patienten, die umweltmedizinische Einrichtungen aufsuchen, häufig um gesundheits- und umweltbewußte Patienten, für die die Kritik von Schreiber wohl eher nicht gilt.

Ein Problem wird nicht kleiner, indem man darauf hinweist, daß andere Probleme größer sind. Auch wenn der Einzelne viel für seine Gesundheit tun kann, übrigens auch durch umweltschonendes Verhalten, heißt das nicht, daß die Politik, Wissenschaft, Industrie u.a. aus der Verantwortung entlassen sind, Gesundheitsgefahren durch Umweltschadstoffe zu verhindern. Daß dies möglich ist, betonen Wirth und Gloxhuber (1985): „Die meisten tatsächlichen und potentiellen Schäden durch die Umweltverunreinigungen sind im Prinzip vermeidbar; es ist eine Frage der Einsicht und der Kosten."

Oft wird auch das Fehlen eines Kausalitätsbeweises kritisiert (vgl. Überla 1991). Hierzu Wassermann (1991): „Können wir überhaupt jemals „einen 100%igen Beweis" der Kausalität chronischer Erkrankungen führen, wo die Chemisierungseuphorie schon jede Körperzelle, auch die Keimzellen, erreicht hat? Dieser ‚Beweis' ist nicht von ‚linear denkenden', d.h., zurückgebliebenen, Toxikologen zu erbringen (...). Eher kann dieser ‚Beweis' als begründeter Verdacht von Ärztinnen und Ärzten erbracht werden, welche sich ernsthaft um die Ursachen geklagter Beschwerden und Krankheiten bemühen (...)."

Letzteres wird auch im neuen Chemikaliengesetz berücksichtigt: Um Risiken, die von Schadstoffen auf die menschliche Gesundheit ausgehen, besser zu erfassen, beinhaltet das Gesetz zum Schutz vor gefährlichen Stoffen (Chemikaliengesetz 1990) unter §16e, Satz 2 eine Mitteilungspflicht, nach der Ärzte eine Erkrankung, „bei der zumindest der Verdacht besteht, daß sie auf Einwirkungen gefährlicher Stoffe, gefährlicher Zubereitungen oder Erzeugnisse, die gefährliche Stoffe oder Zubereitungen freisetzen oder enthalten, zurückgeht", „dem Bundesgesundheitsamt den Stoff oder die Zubereitung, Alter und Geschlecht des Patienten, den Expositionsweg, die aufgenommene Menge und die festgestellten Symptome" mitzuteilen. Über diesen Ansatz wäre eine zuverlässige Erfassung

umweltbedingter Krankheiten möglich, aber „leider ist dieses
Gesetz in der Ärzteschaft noch viel zu wenig bekannt, leider
wird die Mitteilungspflicht von keiner Interessengruppe unter-
stützt bzw. überprüft" (Baur 1993).

Trotz aller vorhandenen Kenntnislücken darf man „die häu-
fig geforderte „restlose wissenschaftliche Klärung" all dieser
Zusammenhänge nicht als Zeitaufschub dulden (...), während
zwischenzeitlich Chemisierung und Verschmutzung der
Umwelt weiter zunehmen. Es muß sofort nach bisherigem
Kenntnisstand gehandelt werden" (Wassermann et al. 1990).

Denn obwohl noch viele Fragen, wie sich im weiteren auch
noch zeigen wird, offen sind, existieren genügend Einzeldaten
um zu erkennen, daß „die Belastung der natürlichen Umwelt
mit Schadstoffen und Schadenergien, wie zunehmende
Umweltzerstörung, (...) die Gesundheit von Milliarden
Menschen" beeinträchtigt (Belau 1992).

Dabei stellen die oben genannten Schadstoffe, deren schädi-
gende Wirkungen auf den Menschen bekannt sind, nur einen
kleinen Teil aller Chemikalien dar. So waren 1990 ca. acht
Millionen Chemikalien registriert (vgl. Wassermann et al.
1990), 116.000 werden als umweltrelevante Altlasten angesehen (vgl. Alsen-Hinrichs 1991). Durchschnittlich kommt der
Mensch mit 50.000 Chemikalien in Berührung (vgl.
Friedrichsen 1992).

Die Einwirkung dieser Substanzen auf den Menschen erfolgt
über die verschiedenen Umweltmedien wie Wasser, Boden,
Luft und Nahrung (vgl. Wendel 1990), aber auch über die
Kleidung (vgl. Schuster 1993).

Ein für die Umweltmedizin besonders bedeutsamer Bereich
ist die Schadstoffbelastung der Innenraumluft, die für
bestimmte Schadstoffe, wie z. B. Formaldehyd, Aliphaten,
Aromaten und niedermolekulare Halogenkohlenwasserstoffe,
höher liegt als die Belastung der Außenluft (vgl. Tomforde u.
Kruse 1992): „Der Mensch hält sich überwiegend in geschlossenen Räumen auf. Aus diesem Grund ist es erforderlich, die
Qualität der Innenluft zu untersuchen, wenn es gilt, die
Gesamtbelastung des Menschen mit Umweltschadstoffen, vor

allem bei epidemiologischen Studien, abschätzen zu können. Zu den bedeutsamsten Luftverunreinigungen in Innenräumen gehören anorganische Luftschadstoffe wie Schwefeldioxid, Stickstoffdioxid und Kohlenmonoxid, deren Konzentrationen die entsprechende Außenluftkonzentration meist nicht mehr als um das Drei- bis Fünffache übersteigen, und organische Verbindungen, deren Konzentration oft um bis zu hundertmal höher ist als die entsprechende Außenluftkonzentration. Vor allem die Langzeitwirkungen dieser Substanzen, die aus zahlreichen Bau- und Renovierungsarbeiten, Einrichtungsgegenständen, Haushalts- und Hobbyprodukten stammen, sind häufig noch nicht überschaubar" (Seifert 1989).

Die zunehmende Bedeutung der Innenraumluftqualität und auch ihre immer stärkere öffentliche Beachtung beruht u.a. auf drei Besonderheiten des Innenraumes: Zum einen „gelangen über Neuentwicklungen in der Bautechnik, ‚anwendungsfreundliche‘ Hobby- und Heimwerkerprodukte, neuartige Haushaltsprodukte und Einrichtungsgegenstände zunehmend Schadstoffe in die Innenräume." Durch Energiesparmaßnahmen wie Wärmedämmung und dichtschließende Fenster „werden jedoch auch die Schadstoffe in den Innenräumen dort stärker zurückgehalten." Der dritte Faktor ist die Aufenthaltsdauer in Innenräumen: „Ebenso ist zu bedenken, daß Menschen in industrialisierten Ländern 60-80 Prozent ihres Lebens in Innenräumen verbringen (...). Bei bestimmten Gruppen der Bevölkerung wie Kranke, Alte, Schwangere und Kinder – also gerade den Risikogruppen – ist ein Prozentsatz bis hin zu 100 Prozent anzunehmen (Englert 1989)." (Tomforde u. Kruse 1992).

Neben den chemischen Schadstoffen gibt es auch noch andere Faktoren, die die Luftqualität in Innenräumen beeinflussen:

- Physikalische Faktoren: Wärme, Feuchtigkeit, Luftwechsel, radioaktive und elektromagnetische Strahlung (ionisierend und nicht ionisierend), Lärm, Vibrationen, Staub und Fasern,
- Chemische Faktoren: Gerüche, (toxische) Gase und Aerosole,

- Biologische Faktoren: Mikroorganismen, Pilzsporen, biologische Allergene,

- Psychologische Faktoren: räumliche und farbliche Gestaltung des Raumes, individuelle psychische Verfassung" (Tomforde u. Kruse 1992).

Das Zusammenspiel dieser Faktoren beschreibt Seifert (1991) im Zusammenhang mit dem „Sick-Building-Syndrom" (SBS):

Beim SBS handelt es sich um unspezifische Symptome, „die auf einen Aufenthalt im Innern von Gebäuden zurückgeführt werden. Obwohl auch natürlich belüftete Räume nicht immer beschwerdefrei benutzt werden können, stammt die weitaus größte Zahl solcher Klagen aus Räumen in größeren Gebäuden, die künstlich, z. B. mit Hilfe von raumlufttechnischen Anlagen (RLT-Anlagen), belüftet und überwiegend für Bürotätigkeiten genutzt werden."

Laut WHO spricht man von SBS, „wenn ein größerer Teil der Gebäudenutzer über eines oder mehrere der folgenden unspezifischen Symptome klagt:

- Reizung von Augen, Nase und Rachen,

- Trockenheitsgefühl an Schleimhäuten und Haut,

- Erythem,

- Ermüdungserscheinungen, Kopfschmerz,

- erhöhte Häufigkeit von Atemwegsinfektionen und Husten,

- Heiserkeit, Juckreiz und unspezifische Überempfindlichkeit,

- Übelkeit, Schwindelgefühl" (Seifert 1991).

Die Bedeutung des SBS beschreiben Tomforde und Kruse (1992): „Die ersten Fälle wurden 1960 bekannt. Mittlerweile erscheint die Annahme berechtigt, daß es sich um eine epidemiologisch relevante Problematik handelt. Zahlreiche Studien berichten von einem signifikant gehäuften Auftreten dieser Symptome in den untersuchten Gebäuden.

79

Die möglichen Ursachen des SBS sind vielfältig und noch nicht endgültig geklärt:

Neben physikalischen, chemischen und biologischen Faktoren werden auch psychologische Faktoren diskutiert: Seifert (1991) nennt zu den physikalischen Faktoren Temperatur, relative Luftfeuchte, Lüftungsrate, Beleuchtung, niederfrequenten Schall und Ionen, zu den chemischen Faktoren Schwebstaub/Tabakrauch, anorganische Gase, flüchtige organische Verbindungen, Biocide und Gerüche, zu den biologischen Faktoren Bakterien und Pilze und zu den psychologischen Faktoren psychophysische Belastungen wie Bildschirmarbeit und Massenhysterie. Außerdem äußern „viele SBS-Betroffene (...) immer wieder, sie empfänden ein Gefühl der Ohnmacht gegenüber einer sie beherrschenden Technik" (Seifert 1991).

Bei einer Umfrage unter Gesundheitsämtern wurden im Zusammenhang mit umweltmedizinischen Problemen am häufigsten Formaldehyd, Holzschutzmittel, Asbest, Innenraumluft, Trinkwasser, Dioxine, Ozon, PCB, Nitrat im Trinkwasser und Lärm genannt (vgl. Kaiser 1993). Den verschiedenen Schadstoffen ist der Mensch in unterschiedlichster Weise ausgesetzt, so daß sich für ihn eine „toxische Gesamtsituation" (Beck u. Schmidt 1991) ergibt: „Die Wirklichkeit in unserer „Umwelt" besteht in einer Exposition gegen Mischungen aus mehreren, zahlreichen oder sogar zahllosen Chemikalien" (Wassermann 1985).

Da die Exposition gegenüber verschiedenen Chemikalien individuell sehr unterschiedlich sein kann (vgl. Seifert 1989) – z. B. je nach Arbeitsplatzbelastung, Hobbies, Freizeitverhalten, Verzehrgewohnheiten, Wohngebiet, Wohnungsausstattung, Trinkwasserquelle – erscheint es sinnvoll, von einer „individuellen toxischen Gesamtsituation" zu sprechen. Dieser „individuellen toxischen Gesamtsituation" ist nun das Individuum ausgesetzt, wobei neben den eigentlich chemisch-toxischen auch noch andere Faktoren von Bedeutung sind:

„Die zivilisatorische Entwicklung und der technische Fortschritt haben die Biosphäre und die soziale Umwelt des

Menschen zur Technosphäre verändert (...). Auf die damit ver-
bundene ständige Belastung muß sich der menschliche
Organismus entweder durch kontinuierliche Adaptation einstellen oder aber mit Krankheit reagieren (...)" (Beck u.
Schmidt 1991).

Nach Beck und Schmidt (1991) ist die Adaptation dabei
„als eine aktive Tätigkeit des Organismus zu verstehen und
nicht als passive Anpassung unter dem Druck der Außenbe-
dingungen."

Daß diese Adaptationsfähigkeit des Menschen z. T. schon
überfordert wird, zeigen die oben genannten Beispiele der
gesundheitsschädlichen Auswirkungen der Umweltverschmutzung. Gleiches gilt auch für die Anpassungsmöglich-
keiten im Rahmen der Evolution: „Der Mensch (...) hat sich
noch nicht einmal im Laufe der etwa 4 Millionen Jahre seit
seiner Entwicklung aus dem Australopitecus afarensis an alle
natürlichen Chemikalien, Giftstoffe, krebserregenden Substanzen, Allergene usw. ‚gewöhnt'. Er hat aber in der beäng-
stigend kurzen Zeitspanne der letzten 150 Jahre (!) über 8
Millionen weit überwiegend neue Chemikalien synthetisiert,
mit denen sich Lebensprozesse auf dieser Erde noch nie auseinandersetzen mußten (...). Selbst wenn die Gattung Mensch
noch mehrere tausend Jahre überleben sollte, reicht diese Zeit
nicht für Adaptationsprozesse, da unsere Generationszeit von
etwa 25 Jahren hierfür viel zu lang ist" (Wassermann et. al
1990).

Ist aufgrund einer zu schnellen Veränderung oder mangels
dafür geeigneter Sinnesorgane eine Adaptation nicht möglich, kann es nach Maschewsky (1988) noch zur
Kompensation kommen, worunter er „eine pathologische
Veränderung physiologischer Funktionen und/oder morpho-
logischer Strukturen, die die Wirkung der schädlichen
Veränderungen ausgleichen", versteht. Zwischen der Exposition gegenüber Schadstoffen und dem Auftreten von
Krankheiten liegt eine Reihe von Vorgängen, die Maschewsky
(1988) für die Einwirkung neurotoxischer Schadstoffe
beschreibt (siehe Tab. 1):

81

Tabelle 1

Zusammenhänge zwischen der Einwirkung neurotoxischer Schadstoffe und einer möglichen Ausbildung von Krankheiten

1. Belastung

1.1.   Äußere Exposition

1.1.1.   Expositionsart (Aufnahmeart): Atmung, Hautaufnahme, Schlucken

1.1.2.   Expositionsdauer (Aufnahmedauer): insgesamt, pro Zeitabschnitt, kumuliert, Verteilung

1.1.3.   Expositionshöhe (aufgenommene Menge): Durchschnitt, Spitzenwerte;

1.2.   Stoffeigenschaften

1.2.1.   Physikalische Eigenschaften: Aggregatzustand, Teilchengröße, Teilchenstruktur, elektrische Ladung, Fett- und Wasserlöslichkeit

1.2.2.   Chemische Eigenschaften: Bindungsfähigkeit, Wertigkeit, Reaktionsbereitschaft

1.3.   Personeneigenschaften

1.3.1.   Aktueller Gesundheitszustand: Erkrankungen, allgemeine oder spezifische Schwäche, Immunlage, akute/subakute/chronische Vergiftungen, Abhängigkeiten

1.3.2.   Reservekapazität: gesundheitliche Vorschädigung, Alter, Schwangerschaft

1.3.3.   Disposition: Konstitution, abweichende Sensibilität/Belastbarkeit:

1.4.   Situationseigenschaften

1.4.1.   Physische Belastung: körperliche Anstrengung, Umgebungsbelastung (ergonomische Belastung)

1.4.2.   Psychische Belastung Unfall- und Schadensgefahr, sensorisch, nervlich, intellektuell belastend, monoton, ermüdend

1.4.3.   Kombinationswirkungen: mit anderen Arbeitsstoffen, sonstigen anderen Stoffen (Luft, Wasser, Nahrung, Verkehr. „Wohngiften", etc.), Drogen (Medikamenten, Alkohol, Koffein, Nikotin, etc.), physischen ergonomischen Belastungen, Strahlung (schwach und stark ionisierend), Klimafaktoren, Krankheitserregern (Viren, Bakterien, Sporen).

2. Beanspruchung

2.1.   Innere Exposition

2.1.1.   Prozeßdeterminanten: Inhalationsmenge, Löslichkeit, Verteilungsvolumen, Blutzirkulationsgeschwindigkeit, Sättigungsgrad, Metabolismus und Ausscheidungsrate, Rückresorption,

Tabelle 1

biologische Verfügbarkeit, Plasmahalbwertszeit, Art/ Menge/ Giftigkeit der Metaboliten, Leistung des Enzym- und Ausscheidungssystems, Stoffdepots in Fett/Knochen, metabolische Konkurrenz, Erholungsmöglichkeit

2.1.2. Merkmale der Reaktion: lokal versus systemisch, spezifisch versus unspezifisch, akut versus subakut versus chronisch, kurzfristig versus langfristig, manifest versus latent, reversibel versus irreversibel, unmittelbar versus mittelbar, Kompensierbarkeit, Form/ Linearität/Steilheit der Dosis- Wirkungs-Beziehung, Schwellenwerte, Wirkungsbreite, Irradiation, graduierte Reaktion, Alles- oder-Nichts-Reaktion

2.1.3. Interaktionen: Enzyminduktion, -repression, Adaptation (Gewöhnung, Toleranz) Gegenregulation, Störung, Schwächung, qualitative Veränderung, Zerstörung:

2.2. Wirkungen

2.2.1. Psychische Ebene: Befindlichkeitsstörungen, Beeinträchtigung psychischer Funktionen (Wahrnehmung, Kognition, Emotion, Motivation, Gedächtnis), sensorische und motorische Störungen, Schmerz, Persönlichkeitsveränderungen

2.2.2. Somatische Ebene: Störungen des ZNS, PNS und VNS, Störungen des Stoffwechsels der Hormonproduktion, verschiedener Regulationen (Gleichgewicht, Temperatur, etc.), der Reproduktionsfähigkeit, Schädigung innerer Organe, sensibilisierende und allergisierende Wirkung.

3. Bewältigung

Nichtbeachtung, Kompensation, Meidung, Berufsaufgabe, exponierendes Verhalten, Suchtverhalten – bis zu Polytoxikomanie.

4. Folgen von Bewältigung und Nicht-Bewältigung

Vorzeitige Alterung, präsenile Demenz („Verblödung"), Berufs- und Erwerbsunfähigkeit, soziale Isolation, „sozialer Tod", Tod.

nach Maschewsky [1988]

Viele der von Maschewsky (1988) aufgeführten Parameter sind individuell sehr unterschiedlich: Die „äußere Exposition" und die „Stoffeigenschaften" variieren mit der oben angesprochenen individuellen toxischen Gesamtsituation. Desweiteren können vorgeschädigte Haut und Schleimhäute die Aufnahme von Schadstoffen fördern (vgl. Raab 1991; Magnussen u. Jörres 1989), und auch eine verlangsamte Darmpassage kann zu einer erhöhten Resorption von Schadstoffen über die Darmschleimhaut führen (vgl. Birgersson et al. 1988).

Daß „Personeneigenschaften" interindividuell variieren können, ist verständlich, genau wie die „Situationseigenschaften" erheblich variieren können: Besonders sind die „Kombinationswirkungen" zu beachten, die sich aus der Belastung des Menschen mit verschiedenen Schadstoffen im Rahmen der individuellen toxischen Gesamtsituation ergeben (s.o.).

Selbst bei der „inneren Exposition" sind Parameter wie „Verteilungsvolumen", „Blutzirkulationsgeschwindigkeit" und die Metabolisierung (vgl. Birgersson et al. 1988) individuell unterschiedlich. Auch die Funktion des Ausscheidungssystems und der Gegenregulation, z. B. durch das Immunsystem, können durch Vorschädigungen beeinträchtigt sein.

Die Schlußfolgerung aus diesen individuellen Unterschieden bei den verschiedenen Parametern ist: „Alle Lebewesen zeigen eine ständige Änderung und individuelle Entwicklung in der Zeit, die auf ihrer jeweiligen genetischen Grundlage, ihrem aus der Auseinandersetzung mit ihrer Umgebung resultierenden „Gesundheitszustand", den Versorgungs- und Ernährungsgewohnheiten und der sonstigen physikalisch-chemisch, sozial und ökologisch bestimmten Exposition beruht. Daraus resultiert eine völlig individuelle Empfindlichkeit gegenüber Fremdstoffen jeglicher Art, die sich in einer Vielzahl von Symptomen bemerkbar machen kann" (Grimme et al. 1986).

Diese individuelle Empfindlichkeit macht sich sowohl in quantitativ als auch in qualitativ unterschiedlichen Reaktionen verschiedener Individuen auf eine Schadstoffbelastung bemerkbar (vgl. Wirth u. Gloxhuber 1985). Daher lassen sich

Gesundheitsschäden durch die Einwirkung von Umweltschadstoffen als eine „individuelle Reaktion auf die individuelle toxische Gesamtsituation" beschreiben.

Diese Zusammenhänge werden im sog. „Konzept der Gesamtbelastung" berücksichtigt: „Diese „Gesamtbelastung" ist eine theoretische Konstruktion, die von Klinischen Ökologen eingeführt wurde, um zu erklären, warum ein Individuum dieses Syndrom zu einer bestimmten Zeit entwickelt. Man sagt, daß die Erkrankung dann sichtbar wird, wenn die Gesamtbelastung an biologischen, chemischen, physikalischen und psychologischen Stressoren einen Schwellenwert für den jeweiligen Patienten überschreitet. Dieses Konzept ist aus klinischen Beobachtungen hervorgegangen" (Ashford u. Miller 1989).

Der Begriff entstammt zwar der Klinischen Ökologie und wird dort im Zusammenhang mit der Chemikalienunverträglichkeit genannt. Inhaltlich findet sich dieses Konzept aber auch in anderen Bereichen, in denen es um Umwelteinflüsse auf unsere Gesundheit geht, wieder: „Insgesamt stellt sich die Situation also folgendermaßen dar: Das Faß (...) symbolisiert den Menschen als individuelles System. Jedes System hat unterschiedliche Fähigkeiten, mit Streßfaktoren von außen fertig zu werden. Diese jeweils individuelle Größe der Kompensationsfähigkeit ist natürlich vorbestimmt, nämlich durch Erbfaktoren, Alter, Geschlecht, den Trainings- und Ernährungszustand und durch bestehende Organ- oder Enzymdefekte."

„Dieses sehr individuelle System muß jetzt fertig werden mit einer Vielzahl von Streßfaktoren, die von außen einwirken: Chemikalien, Strahlungen, natürliche Stoffe, Medikamente, Nahrungsmittel. Heute stehen wir vor der Situation, daß es bei den Menschen immer häufiger zu einem Zusammenbruch dieser Kompensationsfähigkeit kommt. Zunächst einmal bilden sich Funktionsstörungen aus, die eine ganze Zeit lang noch reversibel sind, sich in der Folge aber zu chronischen Erkrankungen ausweiten, die in letzter Instanz auch zu einer malignen Transformation, das heißt also zu Krebserkrankungen führen kann" (Friedrichsen 1990).

85

Dieses Konzept findet sich auch in der Definition des Begriffes „Gesundheit" bei Beck und Schmidt (1991) wieder: „Krankheit ist das Resultat verschiedener exogen und endogen einwirkender Faktoren (Exposition, Milieu) in Abhängigkeit von der zeitweilig sich ändernden Anfälligkeit (Disposition) und der Reaktionseigentümlichkeit des Organismus (Konstitution) bzw. von der Anpassungsfähigkeit des Organismus."

Wenn Bär 1973 sagte: „Ein individuell gesundheitlich annehmbarer Betrag einer Wasserverunreinigung, zusammen mit einer einzelnen tolerierbaren Menge einer Luft- und Lebensmittelverunreinigung, zusammen mit einer erträglichen Lärmbelästigung können eine in der Gesamtheit gesundheitlich unannehmbare Umwelt schaffen" (zitiert nach Wassermann 1991), bringt er damit die Bedeutung der Gesamtbelastung für die Bewertung von Umwelteinflüssen auf die menschliche Gesundheit zum Ausdruck.

Nach Wassermann et al. (1990) werden diese Zusammenhänge bei der toxikologischen Bewertung nicht genügend berücksichtigt: „In der Regel werden nur unter den standardisierten – und das heißt stark vereinfachten und damit wirklichkeitsfremden – Bedingungen eines Laboratoriums die Wirkungen einer einzelnen Chemikalie auf einen einzelnen Organismus, ein Versuchstier oder eine freiwillige Versuchsperson untersucht. Unter den derzeitigen ‚Umweltbedingungen' wirken dagegen ständig qualitativ und quantitativ wechselnde Schadstoffmischungen auf Populationen ein, deren Individuen jeweils unterschiedlich empfindlich gegenüber den chemischen Stoffen sind. Die Wirkungen der Einzelsubstanzen addieren sich nur in wenigen Ausnahmefällen; in der Regel potenzieren sie sich im mehrdimensionalen Netzwerk biologischer Zusammenhänge." Mit dieser Aussage sollen mögliche chemische und funktionelle Antagonismen nicht ausgeschlossen weden. Sie spielen aber im Netzwerk des Zusammenwirkens von Umweltschadstoffen eher eine untergeordnete Rolle.

Als ein besonders für die Diagnostik bedeutsames Charakteristikum soll herausgestellt werden, daß es sich bei umweltbedingten Krankheiten meistens um multifaktoriell bedingte Krankheiten handelt. Der Begriff „umweltbedingte Krankheit könnte folgendermaßen definiert werden:

„Umweltbedingte Krankheiten" sind Gesundheitsstörungen, für deren Entstehung, Verstärkung oder Unterhaltung die anthropogenen Umweltbelastungen allein- oder mitverantwortlich sind.

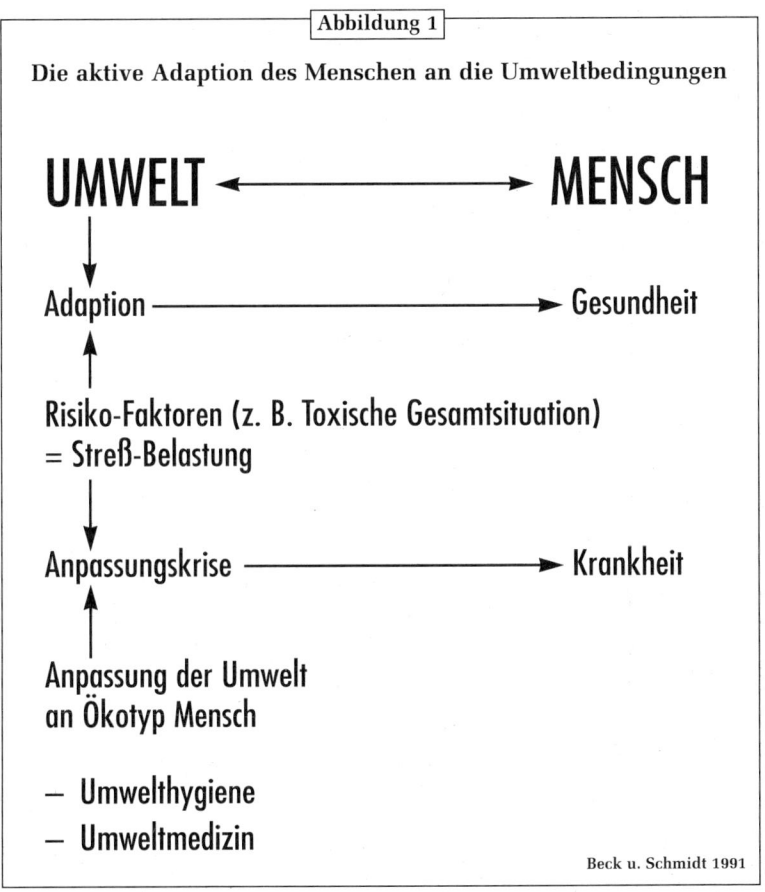

| Abbildung 1 |

Die aktive Adaption des Menschen an die Umweltbedingungen

UMWELT ←⟶ MENSCH

Adaption ⟶ Gesundheit

Risiko-Faktoren (z. B. Toxische Gesamtsituation)
= Streß-Belastung

Anpassungskrise ⟶ Krankheit

Anpassung der Umwelt
an Ökotyp Mensch

– Umwelthygiene
– Umweltmedizin

Beck u. Schmidt 1991

5.3 Richt- und Grenzwerte in der Umwelttoxikologie

H. KRUSE

Zur Beurteilung von Fremdstoffen in den Umweltmedien (äußere Belastung) und im Körper des Menschen (innere Belastung) werden Grenzwerte für Fremdstoffe in Luft, Boden, Wasser und Nahrungsmitteln sowie in Köperflüssigkeiten festgesetzt. Die Festsetzung von Grenzwerten für Schadstoffe obliegt offiziellen Kommissionen, Bundesinstituten, Fachverbänden aber auch privaten Gutachtern (Richtwerte). Die Qualität der Grenzwerte ist häufig davon abhängig, inwieweit in Kommissionen Interessensverbände mitgewirkt haben. Bei der Anwendung von Grenzwerten ist zu hinterfragen, von wem diese festgelegt wurden.

Bei der juristischen Durchsetzbarkeit von Grenzwerten wird zwischen Richtwerten, den Grenzwerten im streng juristischen Sinne und den Höchstmengen unterschieden. Während Richtwerte lediglich Orientierungscharakter haben (z. B. Richtwert des Bundesgesundheitsamtes für Formaldehyd; MIK-Werte (maximale Immissionskonzentrationen) des VDI für Außenluftschadstoffe; Richtwerte für Elementgehalte in Nahrungsmitteln; Richtwerte für Innenraumluftschadstoffe usw.), sind Höchstmengen gesetzlich bindend. Das Bundesimmissionsschutzgesetz regelt beispielsweise die maximal zulässigen Emissionen von Betrieben (z. B. 17. BimschVo für Müllverbrennungsanlagen und 23. BimschVo für NO2, Benzol und Ruß in der Außenluft); die MAK-Werte (maximale Arbeitsplatzkonzentrationen) die Arbeitsplatzbelastung; die Klärschlammverordnung die maximal zulässigen Bodenbelastungen usw..

Grenzwerte sind zwar auch in gesetzlichen Regelwerken festgelegt, dürfen jedoch behördlicherseits auf bestimmte Dauer außer Kraft gesetzt werden (z. B. Grenzwerte der Trinkwasserverordnung). Für die zulässige Belastung des Menschen mit Fremdstoffen werden neuerdings Toleranzwerte für Blut, Urin und Haare erarbeitet. Diese Werte sind für den Umweltmediziner als Richtwerte wichtig.

In der Regel wird bei der Festlegung von Grenzwerten dem Vorsorgegedanken bzw. dem Erhalt der natürlichen Umwelt nicht hinreichend Rechnung getragen, vielmehr sind Grenzwerte an dem Eintritt von Schadstoffschäden bzw. dem wirtschaftlich Machbaren orientiert. Vermißt werden Vorsorge-orientierte Fremdstoffgrenzwerte für Kulturböden, Außenluft und dem Ökosystem Wasser. Für die genannten Medien müssen Vorsorge-orientierte Grenzwerte erarbeitet werden, da Luft, Wasser und Boden Basis für die Anreicherung von Schadstoffen in den Nahrungsketten sind.

Auch bei Einhaltung von Schadstoffgrenzwerten sind Restrisiken vorhanden, deren Akzeptanz ein gesellschaftspolitisches Problem darstellt. In diesem Sinne ist auch die Formulierung von DIETER (1995) zu verstehen, der von einer Grenzwertkultur spricht. Die Unsicherheit der Grenzwerte ist im wesentlichen auf fünf Faktoren zurückzuführen:

In Anbetracht der in unserer Umwelt vorkommenden ca. 100.000 Fremdstoffe ist davon auszugehen, daß Ökosysteme und natürlich auch der Mensch mit zahlreichen Substanzen in sehr unterschiedlichen Konzentrationen gleichzeitig in Kontakt kommen, d. h., daß Einzelstoffbetrachtungen in Hinblick auf Grenzwertfestlegungen an der Realität vorbeigehen: Unberücksichtigt bleiben Wechselwirkungen von Substanzen, die überadditiv, d. h. synergistisch sein können. Kombinationswirkungen werden um so effektiver, je höher die Konzentrationen (Dosen) der einwirkenden Stoffe sind. In Anbetracht der Vielzahl der einwirkenden Stoffe können Kombinationswirkungen auch nicht annähernd abgeschätzt werden.

Zur Festlegung von Grenzwerten zum Schutz der Gesundheit werden in der Regel nur Belastungen ausgewählter Medien berücksichtigt (z. B. Grenzwerte der Trinkwasserverordnung oder Richtwerte für die Außenluft des LAI (Bund-Länderausschuß) für Luftkanzerogene). Zur Erfassung der Gesamtbelastung müssen jedoch auch die Vernetzungen der Ebenen einbezogen werden, um die Anreicherungen der Schadstoffe über Transfermechanismen zu erfassen. Beispielsweise gelangen Schadstoffe der Luft (z. B. das vom LAI geregelte krebserzeugende Benz-a-pyren) zu einem erheblichen Teil über die Sedimentation aus der Luft auf Bewuchs und Boden in die Nahrungsketten, so daß die alleinige Beurteilung des Luftpfades zur Unterschätzung des wirklichen Risikos führt.

Besonders problematisch ist die Festlegung von Grenzwerten für krebserzeugende Fremdstoffe, da es für solche Stoffe keine Schwellenwerte gibt, so daß von Toxikologen nur das Risiko abgeschätzt werden kann, das mit einer vorgegebenen Belastung gegenüber diesen Stoffen einhergeht. Eine Risikoakzeptanz kann von Toxikologen nicht vorgegeben werden. Hierüber muß die Gesellschaft entscheiden.

Bei der Festlegung von Grenzwerten werden vorgeschädigte Individuen, Kleinkinder und Föten nicht hinreichend berücksichtigt. Bekannt ist in der Umeltmedizin, daß Gesundheitsschäden bei sensibel auf Schadstoffe reagierenden Individuen auftreten können, auch wenn Grenzwerte eingehalten werden (z. B. Befindlichkeitsstörungen trotz Einhaltung des Richtwertes für Formaldehyd von 120 µg/m^3).

Schließlich muß erwähnt werden, daß Toxikologen zu wenig über die Giftigkeit der meisten Fremdstoffe wissen. Als gut bekannt gelten in der Toxikologie ca. 500 Fremdstoffe. Aber was ist mit den übrigen ca. 95.000 relevanten Verbindungen? Allzuoft beziehen sich unsere Grenzwertabschätzungen auf nur wenige Tierversuche. Trotz der genannten Unwägbarkeiten sind aus pragmatischen Gründen Grenzwerte für Schadstoffe notwendig.

Für nichtkrebserzeugende Fremdstoffe wird bei der Ableitung von Grenzwerten häufig der in Abbildung 1 skizzierte Weg gewählt.

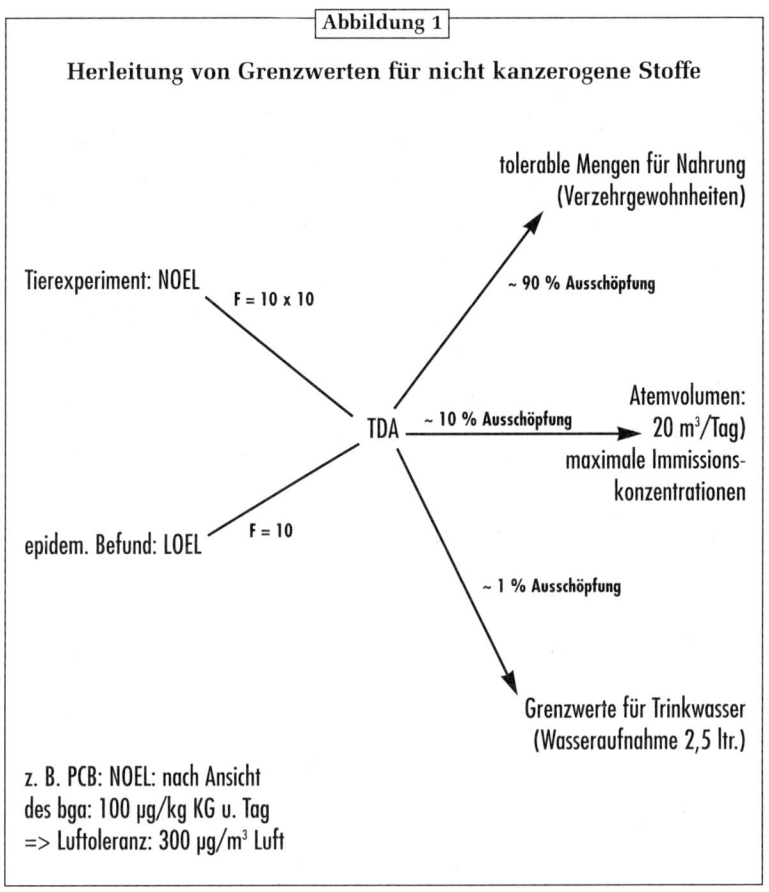

Abbildung 1

Herleitung von Grenzwerten für nicht kanzerogene Stoffe

Tierexperiment: NOEL
F = 10 x 10

epidem. Befund: LOEL F = 10

TDA

~ 90 % Ausschöpfung

tolerable Mengen für Nahrung
(Verzehrgewohnheiten)

~ 10 % Ausschöpfung

Atemvolumen:
20 m³/Tag)
maximale Immissions-
konzentrationen

~ 1 % Ausschöpfung

Grenzwerte für Trinkwasser
(Wasseraufnahme 2,5 ltr.)

z. B. PCB: NOEL: nach Ansicht
des bga: 100 µg/kg KG u. Tag
=> Luftoleranz: 300 µg/m³ Luft

Bei der Herleitung des TDA (täglich duldbare Aufnahme) handelt es sich ausschließlich um Einzelstoffbewertungen, die in der Regel auf Tierexperimente beruhen. Erschwerend kommt hinzu, daß der NOEL (no observed effect level) unsicher ist: Fraglich ist, ob bei den Tierexperimenten auch die empfindlichsten Wirkungen erkannt wurden. Trotz dieser Vorbehalte wird der NOEL durch 100 dividiert, um die unterschiedliche Wirksamkeit von Substanzen bei Tier und Mensch zu berücksichtigen und um die verschiedene Empfindlichkeit von Individuen zu erfassen. Aus dem TDA werden dann Schadstoffgrenzwerte für Nahrungsmittel, Atemluft und

Trinkwasser hergeleitet. So wird z. B. nach einem etwas modi-
fizierten Modell für Toluol in Innenräumen ein Richtwert von
300 µg/m³ hergeleitet (Innenraumluftkommission des
Umweltbundesamtes).

Hinsichtlich der Nennung von Richtwerten für Luftschadstoffe in Innenräumen haben dänische Wissenschaftler einen
anderen Weg gewählt: Die in Vorversuchen festgestellten
wesentlichen flüchtigen Stoffe in der Innenraumluft (22
Komponenten) wurden für Kammerversuche in den üblicherweise vorkommenden Konzentrationsverhältnissen gemischt
und auf ihre Wirkung an Freiwilligen getestet. Wesentliches
Ergebnis der Untersuchung war, daß erwartungsgemäß eine
Gesamtkonzentration von ca. 25 mg/m³ bereits nach wenigen
Stunden bei den Freiwilligen zu massiven Gesundheitsschäden (s. sick building syndrome) führte. Erst Gemischkonzen-
trationen im Bereich von 1-2 mg/m³ wurden von gesunden
Freiwilligen, die sich vier Stunden in der Versuchskammer
aufhielten, beschwerdefrei ertragen. Dieser Wert kann als
grober Orientierungswert für die Einschätzung nichtkrebser-
zeugender Lösemittel in der Innenraumluft herangezogen werden. Nicht unerwähnt darf bleiben, daß sensibel auf
Fremdstoffe reagierende Menschen bereits bei erheblich nied-
rigeren Belastungen Befindlichkeitsstörungen haben.

Neu ist die Festlegung von Richtwerten für die innere
Belastung des Menschen durch eine Toxikologenrunde im
Umweltbundesamt. Der Vorteil dieses Vorgehens liegt in der
Erfassung der Gesamtexposition durch Messung von Fremd-
stoffen in Blut, Urin oder Haaren. Bei diesem Humanbiomoni-
toring werden Konzentrationen für Fremdstoffe in Körper-
flüssigkeiten genannt, deren Unterschreiten nach derzeitigem
Kenntnisstand gesundheitsschützend (HBM I) ist, bzw. bei
deren Überschreiten (HBM II) Gesundheitsgefahren bestehen.
Bislang sind derartige Werte für Blei, Cadmium und
Pentachlorphenol definiert worden. Neben den toxikologisch
hergeleiteten HBM I- und HBM II-Werten werden von der
Kommission Referenzwerte berechnet. Grundlage für die
Referenzwerte sind Untersuchungen an der Normal-
bevölkerung, wobei als Referenzwert die Konzentration defi-
niert wird, die von 95 Prozent der Untersuchten unterschritten

wird. Nur der Vollständigkeit halber sei erwähnt, daß die Referenzwerte keine Aussagen zur Toxizität der Stoffe zulassen, sondern nur über die derzeitige Belastungssituation der Bevölkerung informieren.

Wesentlich komplizierter ist die Herleitung von Grenzwerten für Fremdstoffe, die in Ökosystemen aufgrund ihrer Lipophilie und Persistenz akkumulieren. Hier kann so vorgegangen werden, daß die in den Endgliedern der Nahrungskette nachgewiesenen Konzentrationen toxikologisch beurteilt werden. Das Vorgehen soll beispielhaft für polychlorierte Biphenyle (PCB) vorgestellt werden. Bekannt ist, daß bei Überschreiten bestimmter PCB-Konzentrationen in der Muttermilch Gesundheitsstörungen für den Säugling zu erwarten sind. Ausgehend von dieser Effekt-Konzentration kann auf damit korrespondierende tägliche PCB-Aufnahmen geschlossen werden

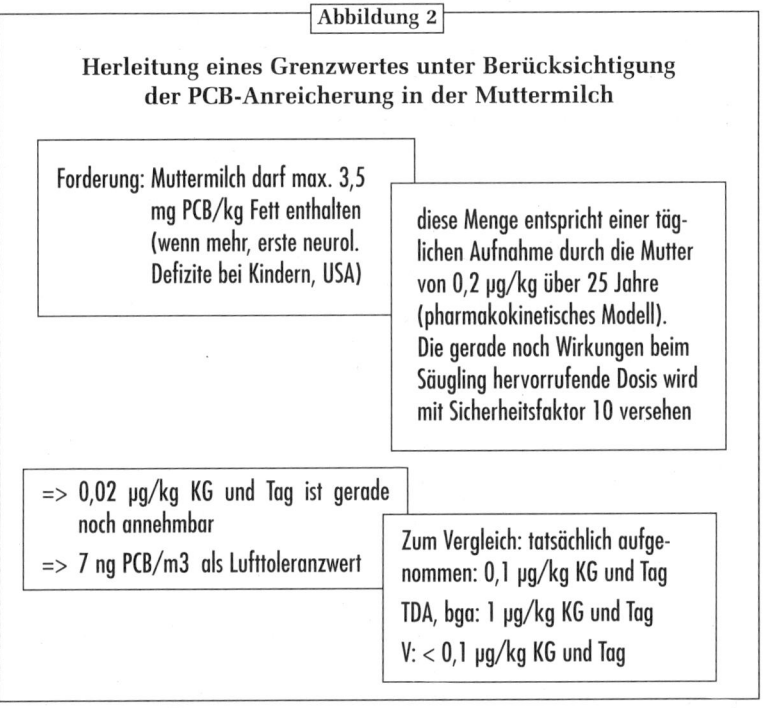

Abbildung 2

Herleitung eines Grenzwertes unter Berücksichtigung der PCB-Anreicherung in der Muttermilch

Forderung: Muttermilch darf max. 3,5 mg PCB/kg Fett enthalten (wenn mehr, erste neurol. Defizite bei Kindern, USA)

diese Menge entspricht einer täglichen Aufnahme durch die Mutter von 0,2 µg/kg über 25 Jahre (pharmakokinetisches Modell). Die gerade noch Wirkungen beim Säugling hervorrufende Dosis wird mit Sicherheitsfaktor 10 versehen

=> 0,02 µg/kg KG und Tag ist gerade noch annehmbar
=> 7 ng PCB/m3 als Lufttoleranzwert

Zum Vergleich: tatsächlich aufgenommen: 0,1 µg/kg KG und Tag
TDA, bga: 1 µg/kg KG und Tag
V: < 0,1 µg/kg KG und Tag

Die Rechnung zeigt, daß bereits eine tägliche Aufnahme von 0,2 µg PCB/kg Körpergewicht hinsichtlich der Belastung der Muttermilch gesundheitsschädigend ist. An dieser Stelle sei darauf hingewiesen, daß eine Frau bei Ausschöpfung der Höchstmengen für PCB nach der Schadstoffhöchstmengenverordnung und mit durchschnittlichen Verzehrsgewohnheiten (Deutsche Gesellschaft für Ernährung) 1,4 µg PCB/kg Körpergewicht und Tag aufnimmt!

Wendet man das Akkumulationsprinzip auch zur Herleitung einer tolerablen PCB-Konzentration im Ökosystem Wasser an, indem man von gesundheitsschädigenden Anreicherungen bei Seehunden ausgeht, so errechnet sich ein Toleranzwert von < 1 ng PCB/Liter Meerwasser. Dieser Wert liegt um den Faktor 500(!) unter dem Grenzwert der Trinkwasserverordnung. Der Vergleich macht deutlich, daß Grenzwerte nur einen sehr eingeschränkten Geltungsbereich haben. Eine Übertragbarkeit ist unzulässig. Völlig unverständlich ist in diesem Zusammenhang die Aussage, daß das Ökosystem Wasser (Flüsse, Seen und Meere) in Ordnung ist, wenn es Trinkwasserqualität hat. Aufgrund ähnlicher Überlegungen können Richtwerte für Innenraumluft nicht auf die Außenluft übertragen werden. Zum Beispiel errechnet sich nach dem Akkumulationsprinzip für PCB ein Toleranzwert von 7 ng/m³ für die Außenluft (s.o.). Für die Innenraumluft sollte die PCB-Konzentration m.E. unter 100 ng/m³ liegen. Das Umweltbundesamt in Berlin nennt für PCB in Innenräumen einen Toleranzwert von 300 ng/m³.

Besonders problematisch ist die Herleitung von Toleranzwerten für krebserzeugende Stoffe in Nahrung und Luft, da für krebserzeugende Stoffe keine Wirkschwellen angegeben werden können. Toxikologen schätzen mit Hilfe sogenannter unit-risk-Werte Krebsrisiken, indem arbeitsmedizinische Erkenntnisse ausgewertet werden. Beispielsweise führt eine lebenslange Benzolbelastung von 1 µg/m³ Atemluft zu einem zusätzlichen Krebsrisiko von 7×10^{-6} (unit risk), d.h. sieben zusätzlichen Krebsfällen auf eine Million Menschen (10^{-6}) in der Bevölkerung. Geht man von einer lebenslangen Benzolbelastung von ca. 3 µg/m³ Atemluft aus (mittlere Belastung in Wohnräumen), so muß mit 3x7 = 21 zusätzlichen Krebsfällen gerechnet werden.

Wieviele zusätzlich Krebsfälle durch einzelne krebserzeugende Stoffe toleriert werden können, darf nicht von Toxikologen entschieden werden, sondern muß von der Gesellschaft diskutiert werden. Toxikologen sollten lediglich Dosis-Wirkungsbeziehungen berechnen. Wie derartige gesellschaftspolitische Entscheidungen aussehen können, soll an einem Vorschlag einer Bund-Länder-Kommission demonstriert werden. Von der Kommission wurde vorgeschlagen, daß von der Geamtheit der krebserzeugenden Stoffe in der Außenluft lediglich ein zusätzliches Krebsrisiko von 400 Fällen auf eine Million Menschen in der Bevölkerung ausgehen darf. Dieses Risiko geht von derzeitigen realen Verhältnissen in Regionen mit mittlerer Luftbelastung aus. Unter Vorgabe obigen Risikos bestimmen Toxikologen die wesentlichen Luftkanzerogene und schätzen für diese die mit dem Gesamtkrebsrisiko einhergehenden Grenzkonzentrationen ab (Tabelle 1).

Tabelle 1

Zielwerte für kanzerogen Luftsschadstoffe ($\mu g/m^3$)
nach einem Vorschlag einer Bund-Länder-Arbeitsgruppe (LAI, 1992)
zur Begrenzung des Krebsrisikos auf 400 Krebserkrankungen
pro 1 Million Menschen bei lebenslanger Belastung

Dieselrußpartikel	1,5
Benz-a-pyren	0,0013
Benzol	2,5
Arsen und seine anorganischen Verbindungen	0,005
Cadmium und seine Verbindungen	0,0017
Asbestfasern	88 F/m^3

Erwähnt werden soll noch, daß von der amerikanischen Umweltbehörde (US-EPA) vorgeschlagen wurde, für einzelne kanzerogene Stoffe in der Umwelt nur solche Konzentrationen zu tolerieren, die ein zusätzliches Krebsrisiko von einem Fall auf eine Million Menschen in der Bevölkerung hervorrufen.

Wie unterschiedlich die für einzelne Stoffe festgelegten bzw. diskutierten Grenzwerte sind, soll an den Beispielen Toluol, Benzol und PCB dokumentiert werden (s. Tabelle 2).

Tabelle 2	
Unterschiedliche Grenzwerte für ausgewählte Umweltschadstoffe	
PCB:	
MAK (Chlorgehalt: 42%):	1000 µg/m³
Richtwert, bga:	300 ng/m³
Vorsorgewert unter Berücksichtigung der Bioakkumulation:	7 ng/m³
Toluol:	
MAK:	190 mg/m³
WHO-Luftgüteleitwert	8 mg/m³
Richtwert, HH:	0,4 mg/m³
Empfehlung der Innenraumluft-Kommision:	300 µg/m³
Toleranzwert unter Berücksichtigung von Kombinationseffekten:	etwa 70 µg/m³
Bund-Länder-Kommission, Außenluft:	30 µg/m³
Benzol:	
TRK:	8 mg/m³
Toleranzwert, LAI:	2,5 µg/m³
Toleranzwert, Krebsrisiko 1x10-6:	0,15 µg/m³

Mit den vorangehenden Ausführungen sollte gezeigt werden, daß es keine toxikologisch begründeten Grenzwerte gibt, die Ökosysteme und die menschliche Gesundheit sicher vor Schäden schützen. Grenzwerte sind politisch und auch Ausdruck eines kulturellen Verständnisses und unserer Verantwortung für kommende Generationen.

5.4 Multiple Chemical Sensitivity (MCS) – Versuch einer klinischen Annäherung

E. SCHWARZ

Einleitung

Seit mehreren Jahren gibt es eine Auseinandersetzung um Begriff und Inhalte von Multiple Chemical Sensitivity (Ashford). Inzwischen wird die Diagnose im main stream der Medizin akzeptiert (Alyce Tarcher). Die Auseinandersetzung hat sich auf Abgrenzung gegenüber oder Einbeziehung in psychiatrische Störungsbilder und subsequente Therapie verlagert (D. Spyker; W. Rea).

Im Fachkrankenhaus Nordfriesland werden seit 1975 Patienten mit Abhängigkeitserkrankungen, ab 1985 psychosomatisch-psychiatrische Patienten behandelt. Seit 1992 wurden/werden umweltkranke Patienten in der Ambulanz des Fachkrankenhauses erfaßt, diagnostiziert und behandelt. Eine Dokumentationen mit Daten des Jahres 1993 wurden im Auftrag des Umweltausschußes der Kassenärztlichen Vereinigung Schleswig-Holstein durchgeführt (Pröhl).

Seit Anfang 1995 werden zunehmend MCS-Patienten im Fachkrankenhaus in Zusammenarbeit mit der Breakspear Klinik (Jean Monro) behandelt. 1996 bagann eine über drei Jahre laufende Therapieevaluation (Raspe, MU Lübeck) ambulanter und stationärer Patienten. Diese umweltmedizinische Entwicklung wurde wesentlich durch die mehrjährige Erfahrung von K. Lohmann mit neurotoxisch gestörten Patienten beeinflußt (Lohmann).

Definition von MCS

Als Beschreibung von MCS wird die Arbeitshypothese von Cullen (1987) benutzt: „Eine erworbene Störung, die charakterisiert ist durch rezidivierende Symptome vorzugsweise an mehreren Organsystemen, die als Antwort auf nachweisbare Expositionen gegenüber vielen chemischen, miteinander nicht verwandten Stoffen bei Dosen auftritt, die weit unter denen

97

liegen, die in der allgemeinen Bevölkerung für schädigend gehalten werden. Kein allgemein akzeptierter Test physiologischer Funktionen, der mit diesen Symptomen korreliert, kann nachgewiesen werden".

Diese Beschreibung des Störungsbildes hat sich im klinischen Alltag als tragfähiger Ansatz erwiesen. Vielfach wird in Diskussionen entgegnet, daß die Symptome, die vom Patienten mit MCS genannt werden, zu den Befindlichkeitsstörungen gehören, die in der Bevölkerung weit verbreitet sind und somit wenig zum diagnostischem Erkenntnisgewinn beitragen. Es gibt hierzu den Vergleich mit einer Studie der BZGA, die dieser Behauptung widerspricht. (Pröhl).

Anamnestische Expositionsfaktoren/-belastungen

Nach Angaben von William Rea sind 60 Prozent der MCS-Patienten langzeitig akkumulativen und/oder subakuten toxischen Expositionen gegenüber inkriminierten Substanzen ausgesetzt gewesen. 13 Prozent der Patienten führen den Beginn ihrer Störung auf ein massives chemisches Trauma zurück. 12 Prozent der Patienten haben nach seinen Angaben andere Traumen (Operationen, Geburt u.a.) der Auslösung zugeschrieben.

Wenige Prozent der Patienten sehen einen Zusammenhang mit gravierenden viralen, bakteriellen und parasitären Infekten. Bei der geringen Anzahl von Patienten können über keine spezifischen Ereignisse vor Beginn der Störung berichtet werden.

Unsere Dokumentation weist auf ein ähnliches Expositions-Belastungsmuster hin. Auffallend ist der hohe Anteil von holzschutzmittelexponierten Patienten. Dies hat teilweise mit unserer „selection bias" zu tun. Andererseits muß hinzugefügt werden, daß sich Innenraumexpositionen und -belastungen (Ashford; KV-Dokumentation) in häuslichen und Büroumfeldern umfassend geändert haben. Der Hintergrund liegt in der Einführung vieler neuer chemischer Substanzen und an geringerem Luftaustausch in den Innenräumen. Dies hat zu entsprechenden höheren Konzentrationen verschiedenster organischer Substanzen geführt. Mehrfachnennungen bei der

Exposition sind die Regel, wenn eine umfassende Exploration stattgefunden hat. Die Patienten bieten häufig einen Stoff/Stoffmenge als vermutete oder festgeglaubte Ursache (z. B. Amalgam/Formaldehyd/PCB) für ihr Störungsbild an.

Nicht selten hat dies zu tun mit ätiopathogenetischen Erklärungsmodellen, die von Kollegen vermittelt werden. Hier sollte Kritik insofern geübt werden, als die richtige Wahrnehmung des Patienten in begrenzte Erklärungsmodelle gepreßt wird.

Hypothetisch sind gleichermaßen einseitige toxikologische, immunologische, neuro-psychologische oder psychologische Erklärungsmodelle (Ashford, Bell, Rea).

Verlauf, Symptomatik, weiterführende Diagnostik,

Bis vor eineinhalb Jahren kamen Patienten zu uns mit langjährigem Verlauf und einer Odyssee durch das medizinische Versorgungssystem. Nach entsprechenden Fortbildungsmaßnahmen über die Kassenärztliche Vereinigung Schleswig-Holstein sehen wir jetzt häufig Patienten, die erst kurz- oder mittelzeitig unter dieser Störung leiden. Durchweg beginnt die Störung mit Reaktionen auf einzelne, wenige Chemikalien. Diese Reaktionen können über Jahre bestehen, bis es zu einer plötzlichen Ausweitung und zum vollen Bild von MCS kommt (Spreading).

Bei unterschiedlichen Fachärzten werden zumeist übliche Allergietestungen unternommen, die kein Ergebnis ergeben. Auch serologische Untersuchungen sind in der Regel ohne Befund. Es bestehen allerdings neben den Intoleranzreaktionen bei etwa einem Drittel bis zur Hälfte der Patienten sogenannte echte Allergien.

Wegen rezidivierender psychiatrischer, neuropsychologischer und neurologischer Symptome erfolgt in der Regel eine umfassende nervenärztliche Diagnostik. Wegen des Wechsels der Symptomatik im Kontext von Exposition/Provokation wird im Zeitfenster der Untersuchung zumeist wenig erfaßt. Ausgenommen sind dabei die psychopathologischen genuinen oder reaktiven Symptome, die in psychiatrischen Untersuchungen sowieso anamnestisch erfaßt werden. Hierzu gehören:

99

- Stimmungsschwankungen, Affektlabilität, Depressivität, Motivationsstörungen

- Unruhe

- Müdigkeit, Erschöpfung, Schwächegefühl

- Schlafstörungen, Anorexie, Hyperphagie

Diese Symptome sind vieldeutig und können Ausdruck verschiedenster pathogenetischer Hintergründe sein, die von psychosozialer Belastungen bis zu Prodromi schwerer Endorganerkrankungen reichen können. Die Erfassung neuropsychologischer Störungen über entsprechende Tests gelingt bei Nichtberücksichtigung einer entsprechenden Provokation nicht, allenfalls Parameter über Ausdauer lassen sich erheben. Es bleiben die Klagen über:

- Mnestische Störungen

- Aufassungs-, Wortfindungs- und Konzentrationsstörungen

- Benommenheit

- Lernschwierigkeiten

- allgemeine Leistungsschwäche u. a.

Ähnliche Schwierigkeiten bestehen bei der Erfassung neurologischer Symptome wie:

- verwaschene Sprache, Sehstörungen (verschwommenes Sehen, Doppelsehen)

- Gangstörungen

- Halbseitensymptome

- Schmerzsyndrome

- unterschiedliche Kopfschmerzsymptome

- Schwindel u. a.

Bei der Klärung dieser Symptomatik kann jedoch eine umfassende Diagnostik (Neuroradiologie: CT, MRI, Spect; ERP, FFG, Brainmaping, Neurometrie, Dopplersonographie, Liquor) bestimmte Störungen objektivieren. Relativ häufig werden von uns eine Small-fibre-Neuropathie und Liquorschranken-störungen festgestellt, die augenscheinlich in den klinischen

Verlauf von MCS eingeordnet werden können. Voraussetzung ist selbstverständlich eine differentialdiagnostische Abklärung anderer neurologischer, neuroinfektiologischer und Durchblutungsstörungen u.a.

Häufig findet eine Attribuierung zur Multiplen Sklerose statt. Diese Zuschreibung kann zumeist im Verlauf der Behandlung korrigiert werden. Symptome in der Allgemeinmedizin und Inneren Medizin wie

Kreislaufsymptome

- Herzkreislaufstörungen
- Herzrhythmusstörungen, Tachykardien
- Brustschmerzen

orthostatische Reaktionen

- gastrointestinale Beschwerden
- Übelkeit oder Erbrechen, Durchfall/Verstopfung,
- Völlegefühl, Aufstoßen, Blähbauch
- Sodbrennen

pulmonologische Symptome

- Asthma, Bronchitis, Kurzatmigkeit
- Gelenk/Muskelbeschwerden (Schmerzen-oder Ziehen in den Gelenken)
- Steifheit, Bewegungseinschränkung
- Gefühl von Schwäche und Müdigkeit in den Muskeln

führen zu entsprechenden allgemeinmedizinischen, elektrophysiologischen, gastroskopischen und labormedizinischen Untersuchungen u. a. Die Befunde erklären jedoch in der Regel nicht das Beschwerdebild.

Andere Fachärzte und Zahnärzte begegnen den MCS-Patienten mit Erklärungen wie Konjunktividen, Nasen-Rachen-, Nasen-Nebenhöhlenaffektionen, Affektionen im Bereich Zunge, Zahnfleisch und Kiefer, Akne, Ekzeme, Urtikaria, Haarausfall, Infekten im Genital- und Enddarmbereich, Miktionsstörungen u. a.

Mögliche therapeutische Maßnahmen

Expositionsmeidung und -minderung auf unterschiedlichen Ebenen stehen für Stabilisierungs- und Rehabilitationsstrategien oben an. Diese Maßnahmen klingen zunächst einfach, stellen aber erheblich praktische und letztendlich auch psychosoziale und intrapsychische Probleme dar.

Konditionierte Intoleranzreaktionen sind möglich, können jedoch vom Patienten in aller Regel von den umweltbedingt ausgelösten Reaktionen unterschieden werden. Betroffene sollten belastete Innenräume nicht selbst renovieren. Sie sollten die Beratung von Fachleuten suchen. Es gibt verschiedenste mögliche Provokationsquellen in Innenräumen (Biozide, Teppichböden, Holzschutzmittel, Heizungsbrenner im Wohnbereich, Spanplattenmöbel u. a.). Häufig werden verschiedenste volatile Chemikalien im Haushalt durch Kosmetika und Reinigungsmittel ausgebracht (parfümierte Körperpflegemittel, Waschmittel, Weichspüler, Desinfektionsmittel, Backofenreiniger, Lederspray, Schuhcreme u.a.). Zur Expositionsmeidung gehört häufig auch die Entfernung von Metallegierungen im zahnprothetischen Bereich.

Zu unseren Erfahrungen gehört, daß frische Kost insbesondere aus biologischem Anbau in der Regel verträglicher ist als prozessierte und konservierte Nahrungsmittel. Hilfreich für den Umgang mit Nahrung erweist sich die Rotationsdiät (Anne Calatin/Doris Rapp). Weitere nützliche Maßnahmen sind die Gabe von Tri-Salt (Na/K-Bikarbonat, Kalziumkarbonat) und Colimune (Cromoglicinsäure). Eine rationale Supplementierung mit Mikronährstoffen, insbesondere Antioxidatienregime, führen ebenfalls zu einer Stabilisierung.

Häufig ist eine parenterale Versorgung bei Patienten mit umfassenden lntoleranzreaktionen notwendig. Ein Problem stellt die Komplexität dieses Behandlungsansatzes dar. Hier setzt auch häufig Kritik ein (D. Spyker). Es werden dem Patienten neue Copingstrategien in der Lebensbewältigung abverlangt. Jahrzehntelang geprägte Verhaltensweisen müssen geändert werden.

Hilfreich bei der Entwicklung dieser neuen Strategien ist die Führung eines Tagesbuches über Symptome, bezogen auf die

Situation (Ort und Zeit) und Aufnahme von Nahrungsmitteln. Nur so lassen sich Zusammenhänge erkennen und verstehen über beispielsweise verzögerte Unverträglichkeitsreaktionen. Häufig kann der Patient erst bei Entlastung (Expositionsstop) und psychophysischer Stabilisierung u. a. aus diffuser komplexer Störung zunehmend differenzieren, worauf er reagiert, was hilft, was beeinträchtigt und was als Folge eines verminderten Ausgeliefertseins zur Besserung führt.

Zur Expositionsmeidung/-minderung gehören bei MSC-Patienten auch die kritische Vergabe „normaler" Arzneimittel. Häufig sind Antiphlogistika, Neuroleptika, Antidepressiva u. a. nicht verträglich. Aus eigener Erfahrung kann gesagt werden, daß es nicht selten die Stabilisierungs- und Zusatzstoffe, Farbstoffe u.a. sind, die zu diesen Unverträglichkeiten führen, und nicht der Wirkstoff selber. Hypoallergene Aufbereitungen sind bei MCS-Patienten erforderlich.

Wenn es gelingt, über längere Zeit provokationsfrei zu leben (Tage, Wochen), steigt die Schwelle für die Auslösung von Symptomen. Bei vermehrter Provokation kommt es erneut zu einem Anwachsen der Sensitivität. Cave: Sogenannte Ausleitungen und bestimmte Entgiftungsmaßnahmen können zur Verschlimmerung der Störung führen.

Zusammenfassung

MCS ist ein inzwischen respektiertes Störungsbild. Die wissenschaftliche Auseinandersetzung um ätiopathogenetische Hintergründe ist nicht abgeschlossen. Die Vielzahl der klinischen Symptome und die geringen harten Fakten auf der Ebene Labormedizin, radiologischer und physiologischer Untersuchungen lassen im Augenblick die Diskussion im Grenzbereich um therapeutische Maßnahmen im Grenzbereich zu psychiatrischen und somatischen Störungen stattfinden.

Unsere Erfahrung zeigt, daß somatische Hintergründe entscheidend für die Entwicklung des Störungsbildes sind und daß somatische Maßnahmen zu einer Besserung führen. Begleitende psychotherapeutische, psychosoziale und gesundheitsedukative Behandlungen sind sinnvoll.

103

5.5 Moderne Methoden zur Erkennung und Messung von Pilzen und Bakterien in Innenräumen

U. PALMGREN/G. SIGRIST

In einer ständig wachsenden Zahl von Gebäuden klagen Raumnutzer über eine Vielzahl gesundheitlicher Störungen, die mit den verwendeten Baumaterialien oder der Bauwerkskonstruktion in Zusammenhang gebracht werden. Häufig wird über Reizungen der Augen, der Schleimhäute in Nase und Hals, ständig wiederkehrende Erkältungen (die nicht abzuheilen scheinen), Atemnot, Hautprobleme, Kopfschmerzen, Übelkeit durch Geruchsbeeinträchtigungen und untypisch schnelle Ermüdung oder Reizbarkeit geklagt. Noch viele andere Störungen konnten inzwischen in diesem Zusammenhang beobachtet werden.

Epidemiologischer Studien konnten nachweisen, daß nicht nur aus den üblichen Quellen (Kleber, Farben etc.) flüchtige organische Verbindungen (VOC) in die Raumluft gelangen und für viele Atembeschwerden verantwortlich zu machen sind. Auch für einige flüchtige Stoffwechselprodukte von Mikroorganismen (MVOC) konnte dies nachgewiesen werden, die häufig einen charakteristischen Geruch verursachen.

Ebenso haben viele Fachleute wiederholt die Erfahrung gemacht, daß gewisse Baumaterialien bei Beschädigungen charakteristische Beschwerden der Nutzer hervorrufen. Diese Materialien sind oft entweder mit Schimmel bewachsen, mit Bakterien verschmutzt oder auf andere Art angegriffen. Wenn das beschädigte Material entfernt wird, verzeichnen die meisten Raumnutzer eine Verbesserung, die Beschwerden klingen ab und das Gebäude wird wieder als normal betrachtet.

Verräterische Spuren in der Raumluft

Meßtechnisch sind die ungesunden Materialien häufig schwierig aufzufinden, da in den meisten Fällen unklar ist, durch welche Prozesse die Baustoffe in ihrer Struktur verändert wurden und wie hierdurch die Freisetzung von schädlichen Substanzen hervorgerufen wird. Forschungsarbeiten haben gezeigt, daß Materialien, die durch Mikroorganismen besiedelt worden sind, ungesunde Eigenschaften entfalten. Häufig ist der erste Hinweis auf einen verdeckten Bauschaden durch den Nachweis von spezifischen Stoffwechselprodukten der Mikroorganismen in der Raumluft zu erhalten. Das Pegasus Labor verfügt über jahrelange Erfahrung im Nachweis dieser oft nur in äußerst geringen Mengen vorhandenen Indikatorsubstanzen.

Auch nachdem die ursprünglich für den Bauschaden verant-wortlichen Keime bereits abgestorben sind, weil z. B. eine Durchfeuchtung abgedichtet und getrocknet wurde, oder weil wachstumshemmende oder abtötende Mittel (Fungizide, Bläueschutz, Desinfektionsmittl) angewendet wurden, können Baustoffe wie Spanplatten, Gipskarton, Kork, Papier- und Schaumtapeten, Holz, ja sogar Mineralwolle und Verputze noch über Jahre bedenkliche Emissionen abgeben. Die überraschen-de Beobachtung, daß nach erstem Anschein unverrottbare Baustoffe massiv mikrobiell belastet sein können, ist durch die heute übliche Ausrüstung mit Polymerwerkstoffen (Rieselschutz, Glättmittel, Wasserbindemittel usw.) zu erklären.

Nur eine vollständige mikrobiologische Analyse mit Nach-weis der Ausgasungen und der eventuell noch weiterbestehen-den biologischen Aktivität kann hier Aufschluß über den Umfang des Schadens und den Erfolg von Sanierungsmaßnah-men geben. Ebenso wichtig wie die Untersuchung der Baustoffproben auf die gesamte Biomasse ist auch die Differen-zierung auf Spezialnährboden, die die Lebensverhältnisse der Mikroorganismen im Bauwerk nachbilden. Die ursprünglich als Verrotter in freie Natur vorkommenden Pilze und Bakterien verhalten sich z. B. in einem Waldboden oft völlig anders als unter den Bedingungen im Tapetenkleister oder im Linoleumboden.

Die laufende Weiterentwicklung des Nachweises von Spuren in der Raumluft wird dieses Werkzeug in Zukunft noch empfindlicher machen. Bereits heute kann mit diesem Verfahren auf statistisch gesicherter Grundlage der Nachweis geführt werden, daß eine auffällige Erhöhung der MVOC in der

105

Raumluft eines Gebäudes die Ursache in einem mikrobiologischen Befall hat. Ort und Ausdehnung des Schadens müssen gefunden werden, um gesundheitliche Beeinträchtigungen oder gar dauerhafte allergische Sensibilisierungen der Nutzer zu vermeiden.

Mit Schimmelbefall verwechselt: die Bakterie Streptomyces

Die fortschreitenden Erkenntnisse über die Bedeutung der Luftqualität an Arbeitsplätzen in Büros, in Schulen und Kindertagesstätten und im privaten Wohnbereich haben in den letzen Jahren das Augenmerk verstärkt wieder auf mikrobiologische Probleme gerichtet. Bisher standen meist die gut sichtbare Bauschäden durch Fäulnis- und Schimmelbefall bei Durchfeuchtungen im Vordergrund.

Bei einer Auswertung von 2500 Analysen aus Problemgebäuden mit erhöhten Vorkommen von Mikroorganismen dominierten zumeist starker bakterieller Befall in 75 Prozent der Fälle. Jede vierte Probe war mit der Bakterie Streptomyces belastet, die neben zahlreichen anderen Stoffen das charakteristisch nach Kartoffelkeller riechende Geosmin erzeugt. Bei einer Untersuchung an 900 Probanden mit der Aufforderung, den Geruch von Goesmin zu beschreiben, äußerten 90 Prozent der Befragten: „Typischer Schimmelgeruch".

Diese Fehleinstufung einer bakteriellen Belastung als vermutetes Wachstum von Pilzen erklärt, warum sich bisher die gesundheitlichen Beeinträchtigungen der Raumnutzer nicht mit den angeforderten „Untersuchungen auf Schimmelpilze" in Labors in Übereinstimmung bringen ließen: Die krankmachenden Mikroorganismen waren Bakterien, die mit Nachweismethoden für Pilze nicht zu finden sind.

Vollständige Analyse erforderlich

Früher untersuchte man nur das Vorkommen von lebenden Schimmelpilzen und traf dann vorbehaltlos Aussagen über die Luftqualität. Es zeigte sich aber, daß der Nachweis von lebenden Schimmelpilzen oder ihrer Sporen in diesem Zusamenhang oft nur ein tausendstel der Gesamtbelastung der Raumluft ausmacht und daher keine zuverlässigen Aussagen über die tatsächlichen Risiken durch die Atemluft erlaubt. Der weitaus größte Anteil der Biomasse entfällt auf Bakterien und bereits abgestorbene Mikroorganismen, die aber ihre Fähigkeit zur Auslösung von Immunerkrankungen noch über Jahre beibehalten können.

Unsere Erkenntnisse zeigen, daß der Gehalt an luftgetragenen Bakterien Personen mit einer Disposition zu asthmatischen Erkrankungen gesundheitlich ungünstig beeinflußt. Die schädliche Einwirkung der Bakterien manifestiert sich in einem häufigeren Auftreten der Krankheitssymptome: bei einer zehnfach erhöhten Belastung der Atemluft in Wohnräumen treten Beschwerden wie nächtliche Atemnot bereits fünfmal häufiger auf. Auch eine hohe Belastung mit Milben in der Raumluft provoziert vermehrte asthmatische Krankheitsschübe. Bakterien und Milben sind zwei Gruppen von Organismen, die unabhängig voneinander Asthmaerkrankungen auslösen können.

Die Ansprüche an die Qualität der Raumluft an Arbeitsplätzen und in Schulen wurden mit wachsendem Erkenntnisstand laufend überprüft und gesteigert. Die überragende Bedeutung der Luftqualität im heimischen Wohnbereich für das gesundheitliche Wohlbefinden wurde dagegen bisher nur völlig unzureichend untersucht und gewürdigt.

5.6 Ziele und Grenzen des Human-Biomonitoring

W. BUTTE

Leben und Gesundheit des Menschen sind untrennbar mit seiner Umwelt verbunden: verändert der Mensch seine Umwelt, so verändert oder gefährdet er seine Lebensgrundlage und seine Gesundheit. Aufgabe der Umweltmedizin ist es, Krankheiten bzw. Befindlichkeitsstörungen, deren Ursache in der Umwelt zu suchen sind, zu diagnostizieren und zu therapieren. Hierfür können u. a. Substanzen bzw. Faktoren, die durch menschliches Handeln die Umwelt verändern und damit direkt oder indirekt auf den Menschen einwirken, verantwortlich sein. Hierzu zählen auch die Umweltchemikalien, die vom Menschen in die Umwelt eingebracht werden und deren Menge bzw. Konzentration Lebewesen und (oder) die Umwelt gefährden. Dabei handelt es sich überwiegend um Xenobiotika, d. h. Substanzen, die nicht natürlichen, sondern anthropogenen Ursprungs sind.

Stoffe, die bereits in geringen Konzentrationen entweder direkt oder über ihre Abbauprodukte, eventuell aber auch erst in Zusammenwirken mit anderen Stoffen Mensch oder Umwelt schädigen, werden als Schadstoffe bezeichnet. Möglich sind Gesundheitsschäden, Beeinträchtigung des Wohlbefindens oder Veränderungen der Umwelt. Die korrekte Anwendung des Begriffes Schadstoff setzt die Kenntnis der Kausalitätskette Stoff – betroffenes System – Schaden voraus. Umgangssprachlich wird allerdings der Begriff „Schadstoff" häufig fälschlich mit Umweltchemikalie oder gar Chemikalie gleichgesetzt.

Zu den Quellen für Umweltchemikalien und mögliche Schadstoffe zählen Anlagen und Betriebe der chemischen und der holzverarbeitenden Industrie, Stahlwerke, Raffinerien, Feuerungsanlagen der Energiewirtschaft (Kohle, Braunkohle, Öl, Erdgas etc.), Mülldeponien und Altlastenstandorte. Außerdem trägt die Landwirtschaft und insbesondere der Kraftverkehr (Auto, Flugzeug, Schiffahrt etc.) zur Emission von Umweltchemikalien bei. Bedenkt man außerdem, daß Menschen in industrialisierten Ländern, also auch in der Bundesrepublik Deutschland, ca. 90 Prozent ihrer Zeit in Innenräumen verbringen, so sollten die Umweltchemikalien, die im Innenraumbereich angetroffen werden können, bei einer Betrachtung eventuell aufgenommener Schadstoffe im Vordergrund stehen.

Neben den meßtechnisch vergleichsweise gut überwachten Werks- oder Fabrikhallen, in der sich in der Regel gesunde Erwachsene aufhalten, sind in Wohninnenräumen auch Kinder und ältere bzw. kranke Menschen verschiedensten Chemikalien ausgesetzt, die aus Schränken, Decken, Böden, Textilien und anderen Einrichtungsgegenständen entweichen und die Gesundheit gefährden können. Für einige Umweltchemikalien sind deren Wirkungen (z. B. die karzinogenen Wirkungen) vergleichsweise gut untersucht, vor allem für solche, die auch am Arbeitsplatz gegenwärtig sein können. Für diese Substanzen konnten viele Erkenntnisse der Arbeitsmedizin von der Umweltmedizin übernommen bzw. in die Umweltmedizin übertragen werden.

Deutlich schwieriger wird die Beurteilung der Wirkungen im Niedrigdosisbereich und der Kombinationswirkungen von Umweltchemikalien (z. B. bei Multiple Chemical Sensitivity), die häufig zu unklarer Symptomatik bzw. schwer einzugrenzenden Befindlichkeitsstörungen führen können. Tabelle 1 gibt eine Übersicht über die Möglichkeiten, Expositionen durch bzw. Wirkungen von Umweltchemikalien zu diagnostizieren.

Tabelle 1

Überwachung von Belastungen und Wirkungen durch Umweltchemikalien

Effekt	Ursache	Methode
Äußere Exposition	Xenobiotika in Umweltmedien, Lebensmitteln, Bedarfsgegenständen, Verbraucherprodukten, Baumaterialien	Umweltmonitoring Lebensmittelmonitoring Prüfung und Überwachung von Bedarfsgegenständen
Innere Exposition	Xenobiotika im menschlichen Organismus	Human-Biomonitoring
Subklinische Effekte	Abweichung biologischer Meßgrößen von der Norm	Biologisches Effekt-Monitoring
Gesundheitsstörung Erkrankung	Indvidualmedizinische Diagnostik	Kasuistik
	Morbidität, Mortalität	Epidemiologie, Gesundheitsvorsorge

nach Ewers [1]

Folgt man der Systematik der Tabelle 1, so fällt den Laboratorien, die sich mit der Analytik von Umweltchemikalien in Umweltmedien befassen, das Umweltmonitoring, insbesondere die Prüfung und Überwachung von Bedarfsgegenständen und des Wohnumfelds zu.

Aufgabe der Labormedizin und der Labordiagnostik hingegen sind das Human-Biomonitoring und das Biologische Effektmonitoring. Unter Human-Biomonitoring wird dabei die systematische, einmalige oder wiederholte Untersuchung von Umweltchemikalien (Xenobiotika) oder deren Stoffwechselprodukten in humanem Material (Blut, Plasma, Serum, Urin, seltener: Muttermilch, Haare, Zähne, Ausatmungsluft, Sekrete, Gewebe etc.) verstanden. Das Ziel ist es, die Belastung des Menschen durch Umweltchemikalien quantitativ zu erfassen und zu bewerten. Elementare Voraussetzung ist dazu die Kenntnis von Referenzwerten (Normalwerten) zur Grundbelastung mit Umweltchemikalien.

Während mit Hilfe des Human-Biomonitoring eine Antwort auf die Frage „ist diese Person über eine Grundbelastung hinaus mit Umweltchemikalien belastet?" gegeben werden kann, dient das biologische Effektmonitoring dazu, mit Hilfe biochemischer Parameter die Wirkung von Schadstoffen oder ihrer Metabolite im Organismus zu erkennen. Dabei sind spezifische Reaktionen des Körpers von eher unspezifischen Summenparametern zu unterscheiden. Spezifische Parameter sind z. B. die erhöhte Ausscheidung der δ-Aminolävulinsäure im Urin nach einer Blei-Exposition, die Bildung von Carboxyhämoglobin bei Kohlenmonoxid-exponierten Personen und die spezifische Hemmung der Acetylcholinesterase durch Pestizide bzw. Biozide der Substanzklassen „Organophosphate" und „Carbamate".

Als eher unspezifische Parameter müssen hingegen die Leberenzyme, z. B. die GOT, GPT und gamma-GT, nach Exposition gegenüber chlorierten Lösungsmitteln oder anderen halogenierten Verbindungen angesehen werden. Eine Übersicht über die Schadstoffe, deren Wirkungen mit Hilfe des biologischen Effektmonitoring erfaßt werden können, gibt Tabelle 2.

Tabelle 2	
Untersuchungsparameter des Biologischen Effekt Monotoring	
Schadstoff	**Biochemischer Parameter**
Blei	δ-Aminolävulinsäure, Urin (erhöht)
Cadmium, Quecksilber	β_2-Mikroglobulin, Urin (erhöht)
Kohlenmonoxid	Carboxyhämoglobin, Blut (erhöht)
Pestizide (Organophosphate, Carbamate)	Cholinestrase, Serum (erniedrigt) Acetylcholinesterase, Erythrocyten (erniedrigt)
chlorierte Kohlenwasserstoffe (Lösungsmittel, Pestizide)	GOT, GPT, gamma-GT, Serum (erhöht)

Im Gegensatz zum begrenzten Umfang der Untersuchungs-möglichkeiten biochemischer Effekte, die sich aus der Wirkung von Umweltchemikalien ergeben, ist der Umfang der möglichen Untersuchungen zum Aufspüren von Xenobiotika im humanen Organismus wegen ihrer Vielzahl fast unbegrenzt. Das Untersuchungsprogramm der Laboratoriumsmedizin sollte sich deshalb u. a. an den Substanzen orientieren, die als mögliche Ursache von Gesundheitsschäden oder Befindlichkeitsstörungen angesehen werden. Dadurch kann im Einzelfall erkannt werden, ob für die Substanz, die als Schadstoff betrachtet wird, eine „Grundbelastung" oder eine erhöhte Belastung vorliegt, damit ein potentieller Zusammenhang zwischen Exposition und Effekt wahrscheinlich gemacht werden kann. Sollte hierbei eine erhöh-te Belastung erkennbar werden, so ist es sinnvoll, den Ursachen nachzugehen und nach Belastungspfaden (Ernährungsge-wohnheiten, Wohn- bzw. Arbeitsumfeld etc.) zu suchen.

Eine Zusammenstellung besonders in der Diskussion stehen-der Umweltchemikalien gibt die Tabelle 3. Sie wurde nach Angaben von Patienten zusammengestellt, die als Ursache ihrer Befindlichkeitsstörungen eine „Multiple Chemical Sensitivity" (MCS, multiple Chemikalienunverträglichkeit) annehmen [2].

Tabelle 3			

Ergebnisse einer Befragung zu Auslöser-Substanzen der multiplen Chemikalienunverträglichkeit (MCS)

Substanz	Anzahl der Nennungen	Substanz	Anzahl der Nennungen
Amalgam	8	Mycotoxine	2
Atrazin	3	Organochlor-verbindungen	2
Benzin	2	Ozon	2
Benzol	4	Palladium	8
Blei	2	Pentachlorphenol (PCP)	29
Cadmium	2	Pestizide	10
Chlorkohlen-wasserstoffe	3	Permethrin	3
Dioxine/Furane	3	polychlorierte Biphenyle (PCB)	13
DDT	4	Pyrethroide	6
Formaldeyd	26	Quecksilber	9
Hexachlorbenzol (HCB)	5	Schwermetalle	9
Hexachlorcycio-hexan (Lindan)	17	Thallium	2
Holzschutzmittel	10	Toluol	2
Isocyanate	2	Zahnlegierungen	2
Lösungsmittel	20		

Kommentar: nur Mehrfachnennungen berücksichtigt, nach Heinzow [2]

Bei vielen Substanzen handelt es sich entweder um Pestizide bzw. Biozide wie Pentachlorphenol, DDT, Lindan etc., oder um Schwermetalle wie Quecksilber (Amalgam), Blei, Cadmium etc., deren Nachweis heute mit modernen Methoden wie der Kapillargaschromatographie mit Elektroneneinfangdetektor oder einem massenselektiven Detektor bzw. der Atomabsorptionsspektroskopie auch im Spurenbereich möglich ist.

Andere Nennungen beziehen sich auf Substanzgruppen. Geben Patienten z. B. an, sie seien einer erhöhten Schwermetallbelastung ausgesetzt, so ist eine sorgfältige Anamnese und eventuell eine Rücksprache zwischen Labormediziner und behandelndem Arzt erforderlich, um die in Frage kommenden Verbindungen einzugrenzen und genauer zu spezifizieren (hier: Aluminium, Arsen, Blei, Cadmium, Chrom, Kupfer, Mangan, Nickel, Quecksilber, Selen, Wismut, Zink).

Bedauerlicherweise gibt es für einige Substanzen z. Zt. noch keine Möglichkeit des Nachweises in humanem Material, oder es existieren keine Referenzwerte für eine Grundbelastung, so daß diese Verbindungen nicht in das Spektrum des Analysenangebots der Labormedizin aufgenommen werden können. Dies trifft z. B. für die Biozide Atrazin und für einige Pyrethroide zu.

5.7 Welche Ansprüche werden an die moderne Umweltanalytik gestellt?

R. KELLER

Umweltanalytische Untersuchungen bilden nicht nur die Entscheidungsgrundlagen für verwaltungstechnische und juristische, technologisch-wissenschaftliche und auch politische Entscheidungen, sondern stehen häufig auch im Interesse der Öffentlichkeit. Umso wichtiger ist es, daß die mit umweltrelevanten Untersuchungen beauftragten Einrichtungen – von der Umweltambulanz bis zur Landesbehörde – auch zuverlässige, d. h. der Problemstellung adäquate, interpretierbare Analysenergebnisse liefern. Es kommt dabei nicht nur auf die Richtigkeit der Analysenwerte für einen oder mehrere Stoffe in einer Probe an, sondern auf eine konzeptionelle, problemorientierte Untersuchungs- und Analysenstrategie insgesamt.

Die größten Fehlerquellen sind bekanntlich bei der Probenahme, durch fehlende oder falsche Konservierungsmaßnahmen und auch bei den meist notwendigen Schritten einer Probenvorbereitung (-aufarbeitung) vor der eigentlichen Anwendung einer physikalischen Meß- (Analysen)-Methode zu erwarten. Es gilt daher, diese Schritte besonders sorgfältig zu überlegen, zu planen und durchzuführen. Die Probenvorbereitung beginnt bereits mit physikalischen Arbeitsschritten wie Zerkleinern, Sieben, Filtrieren und Trocknen, mit den Aufschlußverfahren für Festproben; Verteilungsverfahren zur Abtrennung, die Bestimmung störender Stoffe wie Adsorption, Extraktion oder Purge- und Trap-Verfahren schließen sich meist daran an.

Der Aufbau eines umweltanalytischen Labors, die Laborgestaltung, aber auch das Labormanagement müssen auf solche Anforderungen abgestimmt werden. Die Aufgaben des analytischen Chemikers haben sich damit immer mehr von der eigentlichen Methodik weg, hin zu den Aufgaben des Managements, aber auch der interdisziplinären Zusammenarbeit sowie zu den Anforderungen einer ganzheitlichen Betrachtung seines Arbeitsfeldes verlagert.

Von den zahlreichen physikalisch-chemischen Analysenmethoden, die dem Analytiker heute als leistungsfähige instrumentelle, weitgehend automatisierbare mit entsprechender Software sowohl zur Steuerung der Geräte wie auch zur Auswertung der anfallenden Meßdaten, zur Verfügung stehen, haben spektrometrische und chromatographische Methoden in der Umweltanalytik den höchsten Stellenwert.

Zwei wesentliche Trends sind im Bereich der Analytik festzustellen. Immer niedrigere Konzentrationsbereiche noch sicher analytisch zu erfassen ist eine der Forderungen. Zum

Tabelle 4	
Vergleich der Giftigkeit von ausgewählten toxischen Substanzen	
Substanz	**Minimum letale Dosis ng/kg µg/kg**
Botulinus Toxin A	0,00003
Tetanus Toxin	0,0001
Diphtheria Toxin	0,3
TCDD: Dioxin	1
Saxitoxin	9
Tetrodotoxin	8–20
Bufotoxin	390
Curare	500
Strychnin	500
Muscarin	1100
Diisopropylfuorophosphat	3100
NaCN	10000

anderen erhöht sich die Anzahl der zu bestimmenden Stoffe in einem rasanten Tempo. Schätzungen gehen davon aus, daß von den mehr als zwölf Millionen bekannten chemischen Verbindungen rund 100.000 Stoffe ein akutes Gefährdungspotential für die Umwelt darstellen.

Viele dieser Komponenten können noch in äußerst geringen Konzentrationen Biosysteme schädigen, wie am Beispiel einiger hochtoxischer Verbindungen in Tabelle 4 aufgeführt ist.

In einem Labor für Umweltanalytik werden eine Vielzahl von Proben auf ihre Gefährlichkeit für den Menschen und sein biologisches Umfeld hin untersucht. Dafür sind chemische, physikalische, biologische und mikrobiologische Untersuchungsverfahren erforderlich.

115

Im Bereich der Molekülspektrometrie stellen UV/VIS-, Fluoreszenz- und Infrarot (IR)Spektrometrie die wichtigsten und grundlegenden Methoden dar, die in der Chromatographie auch als wesentliche Detektionsmethoden eingesetzt werden. Die Schwerpunkte der Atomspektrometrie für Schwermetall-analysen liegen sowohl in der Atomabsorptions- (AAS) wie auch in der Atomemissions-Spektrometrie (AES) mit induktiv gekoppeltem Plasma (ICP) als Anregungsquelle und für besonders anspruchsvolle Aufgaben (hinsichtlich Zahl der zu bestimmenden Elemente und vor allem auch niedriger Nachweisgrenzen) steht auch die Kopplung von ICP und Massenspektrometrie zur Verfügung.

In der Chromatographie spielen alle drei Techniken, Dünnschicht, Säulen- (als Hochleistungs-Flüssigkeits-Chromatographie, HPLC) und Gas-Chromatographie (Kapillar-GC) in der Umweltanalytik zur Trennung komplexer Stoffgemische eine herausragende Rolle.

Die klassischen Detektoren der Gaschromatographie wie Wärmeleitfähigkeitsdetektor (WLD) und Flammenionisations-Detektor (FID) liefern Resultate, die sich typischerweise zweidimensional als Retentionszeit und Peak-Fläche dem Chromatogramm entnehmen lassen. Zusätzliche Aussagen können über die selektiven, elementspezifischen Detektoren wie Elektroneneinfang-Detektor (ECD), Stickstoff-Phosphor-Detektor (NPD), sauerstoffspezifischer FID (OFID) oder dem Atomemissions-Detektor (AED) erhalten werden. Die qualitative Analyse stützt sich damit ausschließlich indirekt auf die Ermittlung von Retentionsindizes und deren Vergleich mit bekanntem Standardspunkt.

Ein Polaritätswechsel der eingesetzten analytischen Trennsäule dient in der Regel bei Übereinstimmung des erwarteten Retentionsverhaltens als zusätzliche Bestätigung. In der Praxis wird dies erreicht, indem die beiden unterschiedlichen polaren Kapillartrennsäulen gemeinsam in einem Injektor installiert werden und eine Parallel-Detektion erfolgt. Trotz der guten Aussagekraft bei Gemischen mit wenigen Komponenten bleibt gerade bei Vielkomponenten-Analysen eine störende Quote von Überlappungen, die eine falschpositive

Identifizierung geben können. Abhilfe leisten Detektions-verfahren, die eine direkte Relation zu den eluierenden Komponenten herstellen.

Direkte strukturbezogene Daten und damit substanzspezifi-sche Resultate werden heute bei der Detektion in der Gaschro-matographie ausschließlich mit dem Massenspektrometer erzielt. In der Kapillar-Gaschromatographie werden mit dem Massenspektrometer als Detektor fortlaufend die Massenspektren mit den Retentionsdaten aufgezeichnet. Die Abtastrate ist dabei so hoch, daß selbst schnellste Peaks sicher erfaßt und dargestellt werden. An jedem Punkt im Chromatogramm steht damit ein Massenspektrum zur weiteren Auswertung zur Verfügung. Ein Vergleich mit kommerziellen Spektrenbibliotheken wie z. B. mit über 146.000 Spektren und Strukturen ist selbst in der Spurenanalyse möglich und liefert schnell eine sichere Aussage über die Identität einer fraglichen Komponente.

In den vergangenen Jahren hat sich in allen Bereichen der Analytik die Gesamtanalysenzahl drastisch erhöht, so daß umso mehr die Einhaltung gewisser Qualitätsanforderungen dringend erforderlich ist. Erfahrungen aus dem Spuren- und Ultraspuren-Analytik-Bereich ergaben, daß die Qualitätsanfor-derungen an die Analysenergebnisse nur erreicht und gehalten werden können, wenn die ausführenden Laboratorien in ein umfassendes System der laborinternen und laborexternen ana-lytischen Qualitätssicherung eingebunden sind. Das Ziel der Qualitätssicherung im Falle eines Umweltlabors ist die Sicherheit bei den analytischen Aussagen, unter der Berücksichtigung der technischen und wirtschaftlichen Aspekte.

Qualitätssicherung ist ein Sammelbegriff für notwendige Maßnahmen, die es erlauben, Aussagen über die Qualität und Fehler von Prüfergebnissen zu treffen. So muß ein Analysen-verfahren so ausgearbeitet sein, daß richtige und damit inter-pretierbare Analysendaten erhalten werden. Diese Forderung klingt trivial, ist aber in der täglichen Laborpraxis sehr oft nur unbefriedigend zu realisieren. Vielschichtig sind die Gründe, die u. a. für falsche Analysendaten verantwortlich sein kön-

nen. Die wichtigsten sind in der nachfolgenden Liste aufgeführt:

- Fehler bei der Probenahme (und damit bei den zu erfas-
  senden Verbindungen)

- Veränderung der Matrix und der zu bestimmenden
  Komponenten bei der Lagerung

- stark streuende Wiederfindungsraten, Kontaminationen
  usw. bei der Probenvorbereitung

- Matrixeinflüsse bei der instrumentellen
  Bestimmungsmethode

- Fehler bei der Kalibrierung

- Schwierigkeiten bei der Interpretation der
  Analysendaten

- und nicht zuletzt der Mensch mit seinen schwanken-
  den Stimmungslagen (nicht validierbar).

Der Validierung kommt für den Begriff der Richtigkeit in der
Analytik eine zentrale Bedeutung zu. Die Validierung beinhal-
tet alle Vorgaben, die sicherstellen sollen, daß ein
Analysenverfahren auch das leistet, was von ihm erwartet
wird. Durch eine entsprechende Validierung über alle
Teilbereiche des Analysenverfahrens, also von der
Probenahme bis zur Dokumentation, soll sichergestellt wer-
den, daß ein Analysenverfahren richtige Ergebnisse liefert.
Realisieren läßt sich die Validierung einer analytischen
Methode beispielsweise durch:

- Überprüfung von Präzision und Richtigkeit durch
  Teilnahme an Ringversuchen, Einsatz von zertifizierten
  Referenz-Standards

- Qualitätstestung von Probenlagerungs- und
  Konservierungsmaßnahmen

- Überprüfung von Wiederauffindungsraten bei der
  Probenvorbereitung

- Ermittlung von Linerarität, Arbeitsbereich, Nachweis-
  und Bestimmungsgrenze durch matrixangepaßte
  Kalibrationsstandards

- Festschreiben der Methodenparameter

- Automatische Überprüfung der Funktion eines Analysengerätes bei der Inbetriebnahme und während des analytischen Meßablaufes.

Validierung im analytischen Labor heißt also:

Ein Analysenverfahren muß ständig daraufhin untersucht werden, ob es der einmal festgeschriebenen Verfahrensbeschreibung entspricht.

6. Erfahrungen mit der mobilen Umweltambulanz

6.1 Praktische Umweltmedizin – eine Gratwanderung zwischen Angst und Fatalismus

B. RÜCHEL/
P. KELLERMANN

Beobachtungen von Ärzten in der mobilen Umweltambulanz der Schleswig-Holsteinischen Kassenärzte: Sechs Uhr morgens, Treffpunkt an einer Ausfallstrasse Lübecks: das weiß-grüne Umweltmobil der Kassenärzte hält an, am Steuer Dipl.-Ing. Böge. Kurze Besprechung des Tagesplanes, eine Fahrt in die nördliche Region Schleswig-Holsteins beginnt.

Erster Termin: Sitzung in einer kleinen Gemeinde an der deutsch-dänischen Grenze, Thema Sanierung eines großen Schulkomplexes nach Auffinden extrem hoher Holzschutzmittelbelastung der großflächigen Holzdecken-Verkleidung der Klassenräume. Experten aller Fachrichtungen sind geladen: Baubiologisch aufgeschlossener Architekt, Feuerwehr, Vertreter der Eltern- und Lehrerschaft, Hausmeister und Gemeinderatsmitglieder.

Ein äußerst aufgeschlossener Dorfbürgermeister leitet eine dreistündige, teils hitzig geführte Diskusson, bei der alle Aspekte der Sanierung zur Sprache kommen, Resultat: Klare Priorität für Ökologie und Umweltschutz! Für mich fazinierend: Eine kleine Dorfgemeinschaft nahe der deutsch-dänischen Grenze als Vorreiter für konsequenten Gesundheits- und Umweltschutz. Kurze Kaffeepause mit Klönschnack, Weiterfahrt.

Zweiter Termin: Ein ärztlicher Kollege vermutet bei dem Patienten eine Holzschutzmittel-Vergiftung mit der neurologischen Symtomatik ähnlich einer MS. Wir finden ein kleines

Siedlungshaus vor, enge kleine Räume, zugeklebt mit Kunststoffteppichen, latexgestrichenen PVC-Strukturtapeten und einer geschlossenen Styropor-Platten-Decke. Die wenigen Fenster sind mit mickernden Blumen vollgestellt, in der Küche stehen halboffene Farb-Dosen, Insekten- und Schuhpflegesprayflaschen und reichlich Haushaltschemikalien in der unmittelbaren Nähe von Lebensmitteln. Die großflächigen Deckenpaneele im Wintergarten – in dem sich die Familie viel aufhält – sind vom Hausherrn mehrfach mit Holzschutzmitteln „satt" gestrichen worden ...

Ein kurzer Blick zum Umweltingenieur signalisiert mir: Wir sind der Meinung, dieses Haus ist wie viele andere, die wir im Rahmen unserer Touren besichtigen, eine „Plastiktüte mit Schadstoffpotpourri". Hier muß dem Haus und den darin lebenden Menschen einfach die Luft wegbleiben.

Viele Einflüße in unkalkulierbarer Dosierung und Wechselwirkung, als „low-dose"-Langzeiteinfluß oder als hochdosierte Akutbelastung (wie der erst kürzlich versiegelte Parkettboden) sollen später in Beziehung gesetzt werden zu Konstitution, Immunstatus und psychischer Verfassung des Patienten. Unsere Aufgabe: Indizien sammeln, um zu einer möglichst objektiven Urteilsfindung beizutragen, d.h. Analytik vor Ort. Im vorliegendem Fall führen wir eine Formaldehyd-Raumluftanalyse in der Nähe der neuen Spanplattenmöbel durch, nehmen eine Materialprobe aus den hölzernen Deckenpaneelen, raten zur Entfernung der PVC-Tapete und der Styropor-Deckenbeschichtung, dringen auf die kurzfristige räumliche Trennung von Lebensmitteln und Haushaltchemikalien. Klar, daß aussortierte Chemikalien als Sondermüll entsorgt werden müssen, und wir weisen auf die Notwendigkeit hin, häufiger und richtig zu lüften ...

Eine gute Stunde ist vergangen. Den angebotenen Kaffee müssen wir ausschlagen, der nächste Hausbesuch wartet ...

Dritter Termin: Altes restauriertes Bauernhaus, im Garten blüht es in allen Farben, vital, groß und klein, ein Bauerngarten in bunter Vielfalt. Umwelt zum Wohlfühlen? Der große Haushund empfängt uns, wachsam, aber freundlich-lässig mit dem Schwanz wedelnd, der Hausherr erscheint. Typ älterer,

121

jugendlich gestylter Yuppi, zartgliedrig, langhaarig, „selbster-
fahren" mit Aussteigermentalität, gut dotierter, selbstständiger
Berufstätigkeit in der nahegelegenen Großstadt, sensibilisiert
für alle Fragen der Umwelt, die mehrzylindrige Nobelkarosse
vor der Tür und die elektrische Eisenbahn im Keller ...

Er wollte sein Haus mal durchtesten lassen. Nach schlech-
ten Erfahrungen mit der „Schulmedizin" ginge er jetzt nur
noch zum Heilpraktiker. Der neue (nach einem Lösemittelge-
misch) stinkende Kunststoffteppichboden sei von der Heil-
praktikerin ausgependelt worden und damit sicher bestens
geeignet als Bodenbelag für das Zimmer der schwer an allergi-
schem Asthma leidenden Tochter.

Wir lassen uns gern belehren, raten aber dann doch nach
einer ausführlichen Wohnungsbegehung zu einer Materialprobe auf Holzschutzmittel aus großflächigen Deckenverkleidun-
gen und Holzbalken. Später gefundene extrem hohe Werte für
PCP weisen Richtung Sanierung, der ausgependelte Teppich
darf ohne Analyse auf den Sondermüll. Nachdem er schon
zwei Jahre lang entsetzlich nach Lösemitteln gestunken hat,
wird er dies auch noch länger tun.

Spürnase und Erfahrung des Umweltingenieurs haben wieder einmal durch eine Diagnose vor Ort dem Auftraggeber
erhebliche Analysekosten erspart. Anamnese und Befund-
erhebung in den Wohnverhältnissen der Menschen führen zu
gezielter und damit kostensparender Diognostik, kostenfreie
Sanierungsvorschläge inklusive.

Andere machen es anders:

Vierter Termin: Wir werden gleich zum Wohnzimmertisch
geführt, Decken und Wände sind aus Holz verkleidet, das offensichtlich „oberflächenveredelt" wurde. Ein dicker Ordner mit
medizinischen Unterlagen wird uns vorgelegt: Die mittlerweile
ausgezogene Tochter sei schwer allergiekrank und holzschutz-
mittelbelastet. Hier seien die Untersuchungsergebnisse der privaten Umweltklinik. Wir seien nur gerufen worden, um die vermutete Holzschutzmittel-Kontamination im Hause zu belegen.

Beim Durchblättern der Befundberichte finden wir Proto-
kolle großer Analysenserien: Alles, was meßbar war, wurde

offensichtlich gemessen und teuer abgerechnet. Von gezielter Diagnostik keine Spur; die anhängenden hohen Rechnungen über mehrere tausend DM waren von der Familie privat bezahlt worden, die Krankenkassen hatten auch eine partielle Kostenerstattung generell abgelehnt. Dermaßen teure Schrotschußdiagnostik wird m. E. die Kassen auch kaum motivieren können, sich neue, unkalkulierbare Kosten aufzubürden.

Auch für praktizierende Umweltmedizin sollte die Reihenfolge Anamnese, Befund, Diagnose, Therapie gelten. Gezielte technische Analytik in den Wohnverhältnissen der Menschen ist am besten geeignet, den gesetzlichen Vorgaben von „notwendig", „zweckmäßig" und „ausreichend" zu genügen, die enstehenden Kosten gleichzeitig auf wirtschaftlichem Niveau zu sichern. Die Krankenkassen scheinen dies erkannt zu haben: Wir registrieren mit Freude deren wachsendes Interesse, erste Kooperationsmodelle werden diskutiert.

Fünfter Termin: Nächster Besuch im Fertighaus eines bekannten Herstellers. Vermieter und Mieter verstehen sich offensichtlich gut, die gesamte Hausgemeinschaft ist seit längerer Zeit krank. Chronische Schleimhautreizungen, Abgeschlagenheit und Kopfschmerzen stehen im Vordergrund. Wir finden fast nur Spanplatten vor. Die Massivholzdachsparren sind – ausgewiesen durch Zertifikat – mit dem Holzschutzmittel behandelt worden, das durch den Frankfurter Prozeß traurige Berühmheit erlangt hat. Die Holzschutzmittel-Materialprobe erübrigt sich, die Formaldehyd-Raumluftmessung weist auf dringend notwendige Sanierungsmaßnahmen hin. Klare Verhältnisse für alle Beteiligten.

Sechs Wochen in der mobilen Umweltambulanz der Kassenärzte Schleswig-Holsteins im Hause des Dipl.-Ing. Klaus Peter Böge: Büroarbeit zwischen Laser-Druckern, Fotokopierern, Formularen, Meßinstrumenten, zwischen Patienten-Telefonaten, Presse- und Krankenkassenkontakten, viel täglicher Kleinarbeit und interessanten Ganztagsfahrten mit dem Umweltmobil. Ich habe umweltmedizinische Archetypen kennengelernt und die Polarität erlebt zwischen ökologischem Fatalismus und starken (nicht-psychotischen) Umweltängsten.

123

Umweltbelastungen, besonders die in Innenräumen, sind als Gefahren für die menschliche Gesundheit in ihrer immensen Bedeutung erkannt. Die Versachlichung der z. Zt. recht emotional geführten Diskussion um wahrscheinliche oder reale Umweltrisiken erscheint dringend geboten, um Handlungsgrundlagen für Prophylaxe (Vermeiden, Weglassen) und Therapie (Sanierung) zu erhalten. Die Summe der passiv und unverschuldet erlittenen Schädigungen aus der Umwelt muß getrennt werden von aktiven, eigenverantwortlich (oft unverantwortlich) ausgelösten Umweltnoxen a la „Zauberlehrling". Hier ergeben sich Bezüge zu Haftungsrecht und Umweltstrafrecht. Aspekte wie Konstitution, erworbene Schädigungen, immunologische und psychische Verfassung der Patienten müssen in Bezug gesetzt werden zu der Exposition gegenüber low-dose-Langzeitnoxen und/oder hochdosierten Kurzzeitnoxen aus der Umwelt.

Die komplexe Aufgabenstellung des Aufspürens bzw. Ausschließen von Umweltnoxen leisten nur Arzt und Umweltambulanz gemeinsam. Diese Position nehmen mehrheitlich all die Ärzte ein, die mit dem Umweltmobil vor Ort praktische Erfahrungen gesammelt haben. Prophylaxe ist kostendämpfend! Wann ziehen die Krankenkassen Konsequenzen aus dieser Erkenntnis?

6.2 Fallbeispiel 1

J.-M. TRÄDER

Umweltmedizinische Kasuistik Holzschutzmittel

Pat. B. A., geb. 1952, weiblich

Beschwerdeschilderung: Schwindel, Kopfschmerz, Infektanfälligkeit mit rez. Sinusitiden und Harnwegsinfekten seit 1988. Gelenk- und Gliederschmerzen seit 1992. Appetitmangel, Gewichtsverlust seit 1993.

Eigenanamnese: Übliche Kinderkrankheiten, keine Operationen, keine Unfälle. Keine Allergien. Seit 1987 euthyreote Struma, Therapie mit 100 µg L-Thyroxin täglich. 1993 und in der Folge rezidivierend Lumbago im Segment L5-S1. Gelegentlich im Frühjahr und Herbst auftretende Gastritiden.

Sozialanamnese: Verheiratet, zwei Töchter (14 und 16 Jahre). Ausgebildete Arzthelferin, Tätigkeit als Pharmareferentin bis zur Geburt der Kinder, seitdem für die Versorgung von Haus und Familie zuhause. Seit 1992 freiberufliche Handelstätigkeit als Vertreterin (Büro- und Telephontätigkeit im Hause).

Untersuchungsbefunde: Körperliche Untersuchungen mit unauffälligem Gesamtstatus. RR 110/70, Puls 68, rhythmisch. Cor und Pulmo o.B., Abdomen incl. Nierenlager frei. Beckenschiefstand rechts 1 cm tiefer als links, leichte Skoliose. Druckschmerz im Bereich HWK 4-6 sowie LWK 3-5. Klopfschmerz über dem Os sacrum und beiden Ileosacralgelenken. Druckschmerz am rechten Epicondylus ulnaris. Neurologisch: MER seitengleich, keine Paraesthesien, grobe Kraft seitengleich.

Fachärztliche Untersuchungen: Orthopädie 1989: Tibialisanterior-Syndrom re. Unterschenkel. Gynäkologie 1992: praemenstruelles Syndrom, sonst o. B. Urologie 1992: chronisch-rezidivierende Harnwegsinfekte ohne urologisch-anatomische Auslöser. Neurologie 1993: V. a. Ulnarisneuropathie, sonstige Befunde (EEG, VEP, Doppler) unauffällig. Neurologie 1995: Ausschluß Entmarkungskrankheit, V. a. neurotoxisches Syndrom. Psychiatrisches Konsil 1995: Ausschluß einer psychischen Erkrankung. Rheumatologische Poliklinik 1995: V. a. Fibromyalgiesyndrom.

Laboruntersuchungen: In kontinuierlicher Laborkontrolle seit 1987. In dieser Zeit periphere Schilddrüsenhormone (T3 und T4) im hochnormalen Bereich, basales TSH (supersensitiv gemessen) bei 0,1 bis 0,2 (gute Suppression). Eisenmangel mit Fe-Werten zwischen 6,5 und 15 mmol/l bei fortdauernder Eisen-Substitution per os. Blutbild mit Zeichen des Eisenmangels bei leichter Anämie (Hämoglobin zwischen 12 und 14 mg%), im Differentialblutbild häufig leichte Lymphozytose. Im Normbereich Werte für Nierenfunktion, Bauchspeicheldrüse, Zucker, Cholesterin, Harnsäure, Leberwerte sowie LDH als Hämolyseparameter. Gastrinspiegel

125

mit 70,6 Einheiten minimal erhöht. CRP und Rheumastatus im Normbereich. Bei den gehäuften Harnwegsinfekten pathologische Harnbefunde, jeweils nach Therapie kontrolliert ohne pathologische Befunde. Im Stuhl zeitweise Candida albicans mit massivem Wachstum in der Kultur, nach Sanierung Kontrollen ohne Zeichen des Pilzwachstums. Nach Sanierung des Wohnbereich Rückkehr zur Euthyreose, keine Notwendigkeit einer weiteren Substitution mit L-Thyroxin.

Sonographie: 4/1990: Oberbauchstatus mit Leber, Galle, Pancreas, Milz und beiden Nieren o. B., keine paraaortalen Lymphome. 5/1994: Schilddrüsenvolumina rechts 4 ml, links 3 ml, keine Zysten, keine Knoten, keine regressiven Veränderungen.

Röntgen: 10/1988: rechtes Handgelenk: o.B.; 11/1991: Ober- und UnterkieferPanorama-Aufnahme: o.B.; 4/1993: linke Hüfte und linkes Knie: o.B.

mobile Umweltambulanz: Probenentnahme am 13.7.93: Holzproben Schlafzimmer **Dichlofluanid** 110 mg/kg Holz, **Lindan** 0,31 mg/kg Holz, **Pentachlorphenol** (PCP) 0,31 mg/kg Holz. Probenentnahme am 13.7.93: Holzprobe Wohnzimmer: **Lindan** 5,3 mg/kg Holz. Probenentnahme am 23.5.94: Kellerdecke und Kellerwandtäfelungen: PCP und Lindan nicht nachgewiesen, **Dichlofluanid** 100 mg/kg Holz, **Furmecyclox** 1–2 mg/kg Holz, **Tolylfluanid** 300-600 mg/kg Holz.

Sanierung: Im Spätsommer 1993 Versiegelung von ca. 120 m^2 Deckenholztäfelung mit Aluminium- und Kunststoff-Folie. Darauf Montage von Rigipsplatten, beklebt mit Rauhfasertapete.

Therapie: Zur Unterstützung der Schadstoff-Elimination Therapie mit Antioxidantien (angegeben ist die tägliche Dosis): Zinkorotat 40 1x1, Selen 100 µg, 15.000 IE Vitamin A,1000 mg Vitamin C, 400 IE Vitamin E.

Verlauf: Besserung der Beschwerden. Vorher nahezu täglicher Gebrauch von Kopfschmerzmitteln, seit der Sanierung von Wohn- und Schlafzimmer keine Kopfschmerzen und kein Schwindel mehr. Die Infektanfälligkeit, derentwegen die Patientin in zwei- bis dreiwöchigen Abständen einen Arzt aufsuchte, hat sich auf durchschnittlich einen Infekt pro Halbjahr reduziert. Die Leistungsfähigkeit hat nahezu den Stand vor der Erkrankung erreicht.

Die leichte Zunahme der Beschwerden in den letzten drei Monaten ist darauf zurückzuführen, daß die Patientin ihr Büro (mit Telephon, Kopierer, Fax) in einen ausgebauten Kellerraum verlegt hatte. Auch dieser Raum war – wie das übrige Haus – mit behandeltem Profilholz getäfelt. Bei der Sanierung im August 1993 war dieser Raum zunächst ausgespart geblieben. Die Messung der Holzproben aus diesem Kellerraum ergab für Dichlofluanid und Tolylfluanid stark erhöhte Werte. Seit der Sanierung auch dieses Raumes sind die gesundheitlichen Probleme wieder gebessert. Dennoch bleiben multiple Empfindlichkeiten gegen bestimmte Stoffe (Duftstoffe, Imprägniersprays, Reinigungs- und Pflegemittel, Benzindämpfe u.ä.) weiterhin bestehen. Die Empfindlichkeit hat von der Zahl der Stoffe, gegen die eine Empfindlichkeit verspürt wird, zugenommen, von der Intensität gegen diese Stoffe aber abgenommen.

Kritische Würdigung: Die Patientin ist mit ihrer Familie 1986 in ein neu gebautes Massivhaus gezogen. Schon vorher wohnte sie in einer Etagenwohnung, die mit Holz großflächig getäfelt war. In dieser Wohnung war das Holz – ebenso wie im Neubau – mit Holzschutzmitteln behandelt worden. Man hatte bei der Auswahl der Präparate besonders darauf geachtet, daß die Mittel frei von PCP und Lindan waren.

Im Jahr 1988 setzte eine langsam zunehmende Verschlechterung des Allgemeinbefindens ein. Die Anzahl der Infekte – vor allem der Nasennebenhöhlen und der ableitenden Harnwege – nahm kontinuierlich zu. Zu gleicher Zeit begannen Symptome wie bei einer Hypothyreose. Adynamie, arterielle Hypotonie und ein Abfall der peripheren Schilddrüsenhormone trotz fortgesetzter antistrumigener Therapie mit 100 µg Thyroxin täglich ließen den Verdacht einer Immunthyreoiditis aufkommen. Weder eine Hashimoto- noch eine Basedow-Thyreoiditis konnten nachgewiesen werden. In der Folgezeit kam eine hypo- bis normochrome Anämie dazu, die weder durch Blutverluste noch durch eine

127

Ernährungsumstellung zu erklären war. Substitutionen mit Eisen und Vitamin B – Komplex brachten eine vorübergehende Normalisierung der Laborbefunde, klinisch aber keine wesentliche Besserung. Die Substitution mit Eisen, Folsäure, Vitamin-B-Komplex sowie mit 100 µg L-Thyroxin wurde kontinuierlich fortgeführt.

Zu dieser Zeit änderte sich die Lebenssituation der Patientin deutlich. Die beiden Töchter wurden zunehmend eigenständiger. Bis zu dieser Zeit hatte die Patientin einen wesentlichen Teil des Tages damit verbracht, ihre Töchter mit dem Auto zur Schule zu bringen, sie von dort abzuholen sowie sie zu diversen musischen, sportlichen und sonstigen Aktivitäten zu fahren. Die tägliche Aufenthaltszeit im häuslichen Umfeld nahm nach dem Fortfall dieser Fahrstrecken deutlich zu. Mit der darauffolgenden Aufnahme einer Tätigkeit mit überwiegender Beschäftigung zuhause an Telephon, Kopierer, Fax und Computer im holzgetäfelten Büro nahmen die Beschwerden deutlich zu.

Es traten außerdem Symptome im Sinne einer Epicondylitis sowie rezidivierende HWS- und auch LWS-Schmerzen hinzu. Der Verdacht, daß alle Beschwerden psychosomatisch durch die Lösung der Töchter von der Mutter erklärbar seien, wurde von zwei Neurologen und einem Psychiater unabhängig voneinander für unwahrscheinlich erklärt. Eine andere Vermutung, daß es sich um Befindlichkeitsstörungen im Sinne eines früh einsetzenden Klimateriums handele, konnten vom Gynäkologen (inklusive der Analyse des Hormonstatus) ausgeschlossen werden.

Die Meßergebnisse erbrachten eine massive Belastung der gesamten Holzdecke (ca. 120 m²) in Schlafzimmer und Wohnzimmer. Diese Holzdecke wurde technisch versiegelt. Schon sechs Wochen nach der Sanierung waren die Beschwerden deutlich besser. Trotz der Besserung wird die antioxidative Therapie noch für einige Zeit weitergeführt.

Der Patientin fiel ein halbes Jahr nach der Sanierung auf, daß sie im Ski-Urlaub in der Schweiz eine deutliche Verschlechterung der Beschwerden registrierte und die Rückkehr in das eigene Haus als Wohltat empfand. Diese

Urlaubszeiten waren in den Jahren zuvor Zeiten der Besserung. Jede Rückkehr in das eigene Haus war in den letzten Jahren immer von einer Verschlechterung begleitet. In diesem Urlaub in der Schweiz hatte die Familie allerdings erstmalig in einem (Holz-) Blockhaus gewohnt, in dem das Holz anscheinend ebenfalls mit Holzschutzmitteln behandelt worden war.

Nach einer Fastenkur, die trotz des leichten Untergewichts mit dem Gedanken der Toxinbeseitigung gegen den massiven Widerstand der Krankenkasse und des Medizinischen Dienstes der Krankenkassen durchgesetzt worden ist, hat sich die Leistungsfähigkeit der Patientin nochmals deutlich verbessert. Allerdings war während der Fastenkur eine Zunahme der Beschwerden zu verzeichnen, weshalb dieses Vorgehen sicher nicht für jeden Patienten zu empfehlen ist. Hinterher hat sich vor allem die Gelenkproblematik deutlich gebessert. Insgesamt hat sich der gesundheitliche Gesamtzustand der Patientin seit der Sanierung deutlich dem Normalzustand angenähert, wenngleich die Empfindlichkeiten zahlenmäßig sogar noch zugenommen haben, in der Intensität jedoch deutlich schwächer geworden sind.

Eine psychische oder psychosomatische Genese der Beschwerden konnte von zwei Nervenärzten und einem Psychiater ausgeschlossen werden. Der von Rheumatologen geäußerte Verdacht, es handele sich um eine Fibromyalgie, konnte ex iuvantibus entkräftet werden. Die in diesem Sinne durchgeführte Therapie mit nicht-steroidalen Antirheumatika (NSAR) und Antidepressiva (Amitryptilin) brachte keinerlei Verbesserung, sondern eine deutliche Verschlechterung des Krankheitsbildes.

Die beiden Töchter der Patientin haben beide ebenfalls gesundheitliche Störungen, die der Erwähnung bedürfen: Die eine Tochter hat eine Neurodermitis, die bisher immer nur mit kortikoidhaltigen Externa behandelbar war. Schon einige Monate nach der Sanierung kam sie mit kortikoidfreien Hautcremes zurecht. Die andere Tochter hat wegen eines Hydrocephalus internus einen ventriculokardialen Shunt, der in der Vergangenheit regelmäßig gewechselt werden mußte.

129

Migräneartiger Kopfschmerz wurde von der Familie, vom betreuenden Neurologen sowie den Neurochirurgen in der Klinik jeweils auf den geänderten intracerebralen Druck geschoben. Merkwürdig war, daß dieser Kopfschmerz auch nach dem Shunt-Wechsel nie vollständig zu beseitigen war. Ungefähr ein halbes Jahr nach der Sanierung des Hauses (die Zimmer der beiden Mädchen wurden ebenfalls saniert) hatte sie den letzten Kopfschmerzanfall. Seitdem ist sie seit einem halben Jahr vollkommen kopfschmerzenfrei.

Der Vater der Familie ist weitgehend gesund. Er ist als Ingenieur im Ausland tätig und kommt nur in vierzehntägigem Abstand für ein verlängertes Wochenende nach Hause ...

6.3 Fallbeispiel 2

Pyrethriodintoxikation?

N. NEUBURGER

Patientin: M. R. geb. 1951, Psychologin, 1 Sohn 13 Jahre, alleinerziehend

Im Mai 1991 bezieht die Patientin eine neue Wohnung in Itzstedt/SH. Seither fühlt sich die vorher gesunde Pat. zunehmend kränker. Die Symptome und Beschwerden sind diffus. Im Vordergrund stehen: Husten, Gewichtsabnahme, Drehschwindel, Wortfindungs- und Konzentrationsstörungen, Neurasthenie, Verzweiflung, vom baldigen Tod überzeugt.

Die Symptome treten verstärkt im Herbst und Winter auf. Bei Abwesenheit aus der Wohnung tritt (dies registriert die Patientin erst relativ spät) schon nach Stunden eine Besserung ein. Bleibt sie mehrere Tage der Wohnung fern, bessern sich die Beschwerden zu ca. 50 Prozent. Als klinische Psychologin reflektiert die Patientin mögliche psychosomatische Zusamenhänge, auch mit Freunden, kommt aber zu keinem Ergebnis. Der Sohn der in der gleichen Wohnung in einem anderen Zimmer lebt, klagt über vermehrte Infektanfälligkeit und chronischen Husten in den Wintermonaten, ist psychisch aber unauffällig. Mehrere ambulante und stätionäre Abklärungsversuche werden durchgführt, teils neurologisch/psychiatrisch, teils orthopädisch (HWS), teils internistisch. Den Abschluß dieser Untersuchungen bildet ein stationärer Aufenthalt in der Universitätsklinik Hamburg bei Prof. Greten im November 1993.

Ergebnis all dieser Untersuchungen: kein greifbarer Befund.

Ende Nov. 1993 untersucht Herr Böge mit der „mobilen Umweltambulanz Schleswig-Holstein" die Wohnung und stellt eine Belastung mit Pyrethroiden fest. Frau R. betritt die Wohnung nicht mehr. Es geht ihr zunehmend besser. Anfang Dezember kann sie wieder lesen und schreiben. Seit Anfang 1994 fühlt sie sich wieder arbeitsfähig. Es verbleiben Restsymptome wie schnellere Ermüdbarkeit, Sensibilitäts- und Konzentrationsstörungen.

Zur Wohnsituation bis 11/93: bei der Besichtigung der Wohnung vor Einzug 1991 fiel eine pilzbefallene Wand in einem Zimmer auf. Der Vermieter versprach Abhilfe. Bei Einzug war die Wand „saniert", Pilzbefall nicht mehr feststellbar. Der Vermieter hatte , wie sich später herausstellte, vor die Wand eine Holzverkleidung gebaut, die oben und unten mit Lüftungsschlitzen versehen war. Die Wand dahinter muß er wohl „mit allem, was er in der Werkstatt fand", getränkt haben.

Unglücklicherweise stellte die Patientin ihr Bett vor dieser Wand auf. Sie schlief mit dem Kopf zur Wand hin. Je schlechter es ihr ging, desto mehr Zeit verbrachte sie im Bett, ein Teufelskreis. Diese Anordnung erklärt auch die geringere Belastung des Sohnes.

Messungen der mobilen Umweltambulanz am 15.11.93:

Staubprobe: (Mischprobe aller Räume aus Staubsaugerbeutel) (mg/kg)

Permethrin 2,9 - Methoxychlor 7,3 - Piperonybutoxid 0,42

Putzprobe: (hinter dem Bett) Permethrin 13 mg/kg

Sonstige Stoffe: (Holzschutzmittel etc.) waren nicht nachweisbar.

131

Diskussion und Bewertung: Dieser Fall wurde hier als Beispiel ausgewählt, weil die Interpretation unsicher bleibt, aber gerade dadurch Problematiken der Umweltmedizin deutlich werden. Aufgrund der Symptomatik, der zeitlichen Zusammenhänge und des Verlaufs nach Verlassen der Wohnung erscheint eine chronische Intoxikation im Bereich der Wohnung der Patientin als Ursache der Erkrankung hoch wahrscheinlich. Welcher Stoff aber kommt als Verursacher in Frage?

Auf Grund der Klinik und der Messungen kommen ursächlich vor allem Pyrethroide in Frage. Allerdings sind die von der mobilen Umweltambulanz Lübeck gemessenen Werte als nur gering erhöht anzusehen und nomalerweise in keiner Weise krankheitsauslösend. Wie kommen wir hier weiter?

Es könnte sein, daß die Analysenwerte der Staubprobe nicht repräsentativ für die Belastung der Patientin mit Pyrethroiden sind. Immerhin hielt sie sich ja viele Stunden des Tages und der Nacht direkt neben der Schadstoffquelle auf. Gerade der für Pyrethroide sensible inhalative Aufnahmepfad war dadurch besonders belastet. Die Diskrepanz ist also möglicherweise mit der räumlichen Nähe vom Bett und Schadstoffquelle zu erklären.

Oder es kann (zusätzlich ?) eine besondere Empfindlichkeit dieser Person auf Pyrethroide vorliegen, so daß Krankheitssymptome schon bei ganz geringer Belastung auftreten. Eventuell kommt auch ein ganz anderer Stoff, der nicht vermutet und somit auch nicht gemessen wurde, als Auslöser in Frage. Entscheidend weitergeführt hat in diesem Fall jedenfalls der Gedanke, die Ursache der unklaren Erkrankung in der Wohnung der Patientin zu suchen und hier für Abhilfe zu sorgen.

6.4 Auswertung von 1793 Fällen der mobilen Umweltambulanz der Kassenärzte Schlewig-Holsteins

A. PRÖHL /
K.-P. BÖGE

Im Auftrag des Umweltausschusses der Kassenärztlichen Vereinigung Schleswig-Holsteins arbeitet das Institut für Toxikologie (Christian-Albrechts-Universität zu Kiel) an der Dokumentation und Auswertung eines Teils der umweltmedizinischen Daten, die in Schleswig-Holstein vorliegen. Dies sind neben den Daten von umweltmedizinisch tätigen Ärzten die Daten der „Ambulanz", die als mobile Meßeinrichtung auf Anfrage vor Ort in Wohnungen oder an Arbeitsplätzen Messungen von Schadstoffen bzw. Probenahmen vornehmen kann.

Die Mitarbeiter der mobilen Umweltambulanz verwenden einen einseitigen standardisierten Dokumentationsbogen, der schon bei der Begehung der Wohnung oder des Arbeitsplatzes ausgefüllt wird. Es handelt sich zum einen um Daten, die die örtlichen Gegebenheiten beschreiben (z.B. Lage, Art und Alter des Hauses, benachbarte Industriebetriebe oder verkehrsreiche Straßen, Renovierungsmaßnahmen). Zum anderen werden Beschwerden und Symptome, die von den Bewohnern spontan geschildert werden, dokumentiert. Dabei ist nicht jede Symptomnennung in Zusammenhang mit einer Exposition gegenüber Schadstoffen zu sehen. Weiterhin werden - unter dem umweltmedizinischen Aspekt - relevante Auffälligkeiten innerhalb des Gebäudes bzw. der Wohnung festgehalten (z.B. Holzdecken, die mit biozidhaltigen Holzschutzmitteln behandelt wurden etc.). Aufgrund dieser Begehung werden Empfehlungen hinsichtlich notwendiger Messungen von Schadstoffen ausgesprochen oder direkt Sanierungsmaßnahmen empfohlen, wie z.B. bei deutlich sichtbarem Schimmelpilzbefall. Werden Messungen vorgenommen, so wird die Art und Menge der gemessenen Substanzen sowie die Art des Probenmaterials dokumentiert.

Die Dateneingabe und -auswertung erfolgt mit dem Programm EPI INFO Version 6 (1994). Dies ist ein für epide-

133

miologische Fragestellungen geeignetes Programm, welches im Auftrag der WHO von den CENTERS FOR DISEASE CONTROL AND PREVENTION (USA) entwickelt worden ist.

Die Auftraggeber der mobilen Umweltambulanz, bei denen Messungen vorgenommen wurden, wurden bei der Dokumentation in die folgenden fünf Kategorien eingeteilt:

Kategorien:

I. Wahrscheinlich: Es sind Beschwerden vorhanden, die auf eine umweltbedingte Gesundheitsstörung hindeuten*, zumindest ein Meßergebnis überschreitet die Richt- bzw. Grenzwerte

II. Möglich: Es sind Beschwerden vorhanden, die auf eine umweltbedingte Gesundheitsstörung hindeuten*, die Meßergebnisse unterschreiten jedoch die Richt- bzw. Grenzwerte um ein Geringes** (gilt insbesondere für Formaldehyd)

III. Präventive Messung: Es sind keine Beschwerden vorhanden, die auf eine umweltbedingte Gesundheitsstörung hindeuten, da die Messungen vorsorglich (z.B. vor Bezug der Wohnung) durchgeführt wurden, die Meßergebnisse liegen jedoch über den Richt- bzw. Grenzwerten (bei Formaldehyd schon ab 0.05 ppm)

IV. Ungeklärt: Es sind Beschwerden vorhanden, die auf eine umweltbedingte Gesundheitsstörung hindeuten*, die Ergebnisse aller bisherigen Messungen lagen jedoch unter den bestehenden Richt- bzw. Grenzwerten. Weitere Messungen wären zur Abklärung erforderlich

V. Nicht zu erwarten: Die Ergebnisse aller bisherigen Messungen lagen unter den bestehenden Richt- bzw. Grenzwerten. Weitere Messungen erscheinen nicht erforderlich

Bei Begehungen bzw. Beratungen ohne Messungen durch die Mitarbeiter der mobilen Umweltambulanz wurde zwischen folgenden Kategorien unterschieden:

A.: Es sind Beschwerden vorhanden, die auf eine umweltbedingte Gesundheitsstörung hindeuten* und es kann direkt

134

---

* bzw. in der Literatur wurden diese Beschwerden als Folge der Exposition gegenüber den entsprechenden Schadstoffen beschrieben.
** Auftraggeber, bei denen Formaldehyhkonzentrationen zwischen 0.05 und 0.1 ppm gemessen wurden, wurden in diese Kategorie eingeordnet.

auf eine Schadstoffquelle hingewiesen werden (z. B. Schimmelpilzbefall, der deutlich erkennbar ist)

B.: Es sind Beschwerden vorhanden, die auf eine umweltbedingte Gesundheitsstörung hindeuten* und es kann eine Schadstoffquelle vermutet werden (z.b. Balken, die mit einem Holzschutzmittel behandelt wurden)

C: Bei vorsorglichen Beratungen ohne Beschwerden der Auftraggeber kann eine Schadstoffquelle vermutet werden

D.: Durch die Beratung allein kann eine Schadstoffbelastung nicht vermutet bzw. abgeklärt werden (z.B. es ist ein Teppichboden vorhanden, dessen Belastung mit Bioziden ohne Messung nicht abgeklärt werden kann)

E.: Bei der Begehung konnten keine Auffälligkeiten festgestellt werden, die auf eine Exposition gegenüber Schadstoffen hinweisen.

Zur Einschätzung der Belastung wurde auch das Ausmaß der Exposition (z.B. die Größenordnung der Schadstoffquelle) miteinbezogen. Falls keine gesetzlich vorgeschriebenen Grenzwerte bzw. Richtwerte oder Höchstmengen existieren, wurde das Vorhandensein einer Exposition (z.B. Biozidgehalt im Teppich) anhand der Überschreitung der Hintergrundbelastung oder anhand wissenschaftlicher Studien beurteilt (BGA, 1985; MØLHAVE et al., 1986; SEIFERT et al., 1986; DAUNDERER, 1990; BAUCH, 1991; WABOLU, 1991; MØLHAVE, 1992; WICHMANN et al., 1992; BUI, 1993; HEINZOW, 1993; STOLZ, 1993; BGA, 1994; BUI, 1994; WABOLU, 1994).

Die Güte der Kategorien wurde anhand einer interpersonellen Kontrolle überprüft. Es wurden 60 Auftraggeber anhand der Dokumentationsbögen von zwei Personen unabhängig voneinander in Kategorien eingeordnet. Insgesamt lag die Übereinstimmung bei 95%. Bei den Auftraggebern, bei denen Messungen vorgenommen wurden, lag die Übereinstimmung bei 98%. Um Fehler bei der Dateneingabe zu reduzieren, wurden zusätzlich zu nochmaligem Durchsehen der eingegebenen Daten automatisierte Plausibilitätsprüfungen vorgenommen (z.B. Übereinstimmung der vergebenen Kategorien mit den vorhandenen Meßwerten).

135

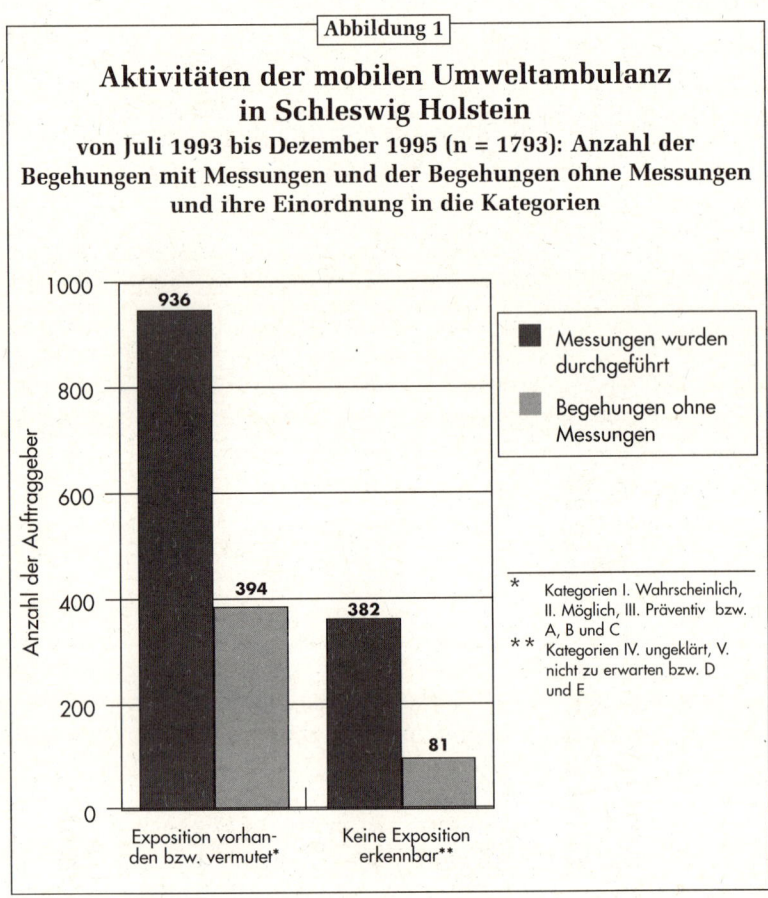

Abbildung 1

Aktivitäten der mobilen Umweltambulanz in Schleswig Holstein

von Juli 1993 bis Dezember 1995 (n = 1793): Anzahl der Begehungen mit Messungen und der Begehungen ohne Messungen und ihre Einordnung in die Kategorien

■ Messungen wurden durchgeführt

■ Begehungen ohne Messungen

* Kategorien I. Wahrscheinlich, II. Möglich, III. Präventiv bzw. A, B und C
** Kategorien IV. ungeklärt, V. nicht zu erwarten bzw. D und E

Anzahl der Auftraggeber

936

394

382

81

Exposition vorhanden bzw. vermutet*

Keine Exposition erkennbar**

Bei der Auswertung der Daten wurde zwischen Begehungen ohne Messungen und Begehungen mit nachfolgenden Messungen unterschieden. Im folgenden wurden die Kategorien I., II. und III. in die Auswertung miteinbezogen. Je nach Fragestellung wurden die Kategorien auch getrennt behandelt. Die Dokumentation umfaßt inzwischen die Aktivitäten der Umweltambulanz von Juli 1993 bis Dezember 1995. Insgesamt wurden 1793 Dokumentationsbögen erfaßt. Bei 1318 Auftraggebern wurden in diesem Zeitraum Messungen vorgenommen. In die Kategorien I., II. und III. wurden 936 (71%) dieser Fälle eingeordnet (vgl. Abb. 1 und 2).

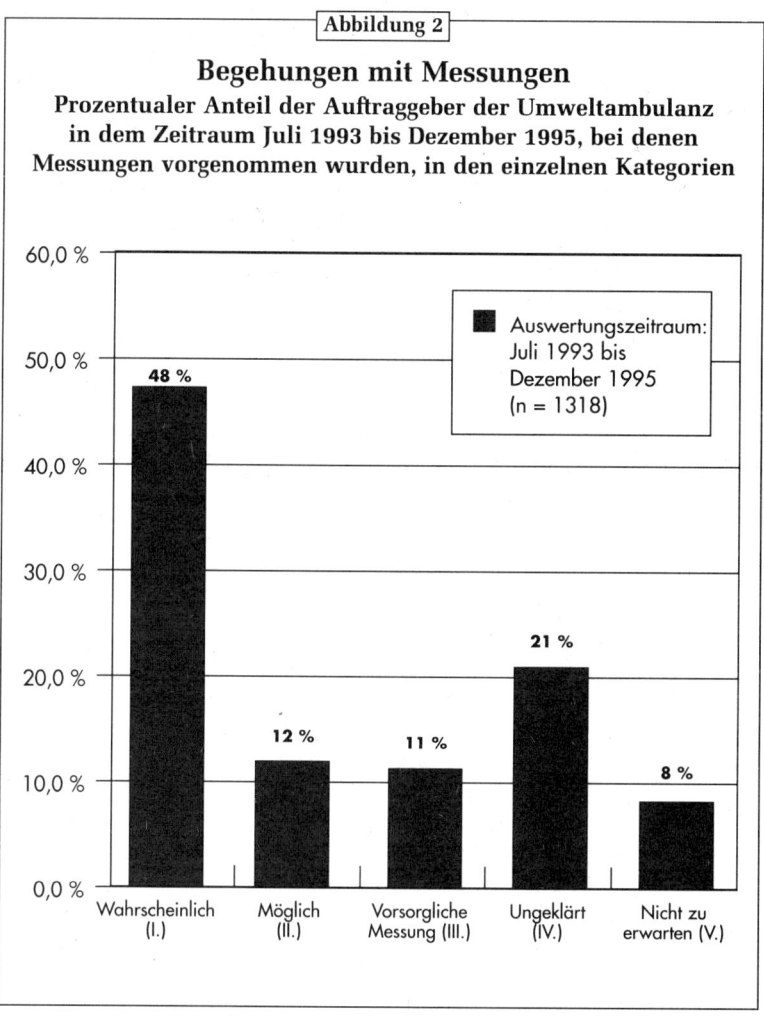

Abbildung 2

Begehungen mit Messungen
Prozentualer Anteil der Auftraggeber der Umweltambulanz
in dem Zeitraum Juli 1993 bis Dezember 1995, bei denen
Messungen vorgenommen wurden, in den einzelnen Kategorien

Auswertungszeitraum:
Juli 1993 bis
Dezember 1995
(n = 1318)

Aus den vorliegenden Meßprotokollen wurde die Häufigkeit der gefundenen Expositionsfaktoren berechnet. Diese wurden zum Teil in Expositionsklassen (z.B. Biozide, Lösemittel, Phthalate) zusammengefaßt und zum Teil substanzspezifisch ausgewertet (z.B. Formaldehyd). Weiterhin wurde die Größenordnung der gefundenen Meßwerte je nach Proben-material bzw. Quelle und Kategorien erfaßt.

137

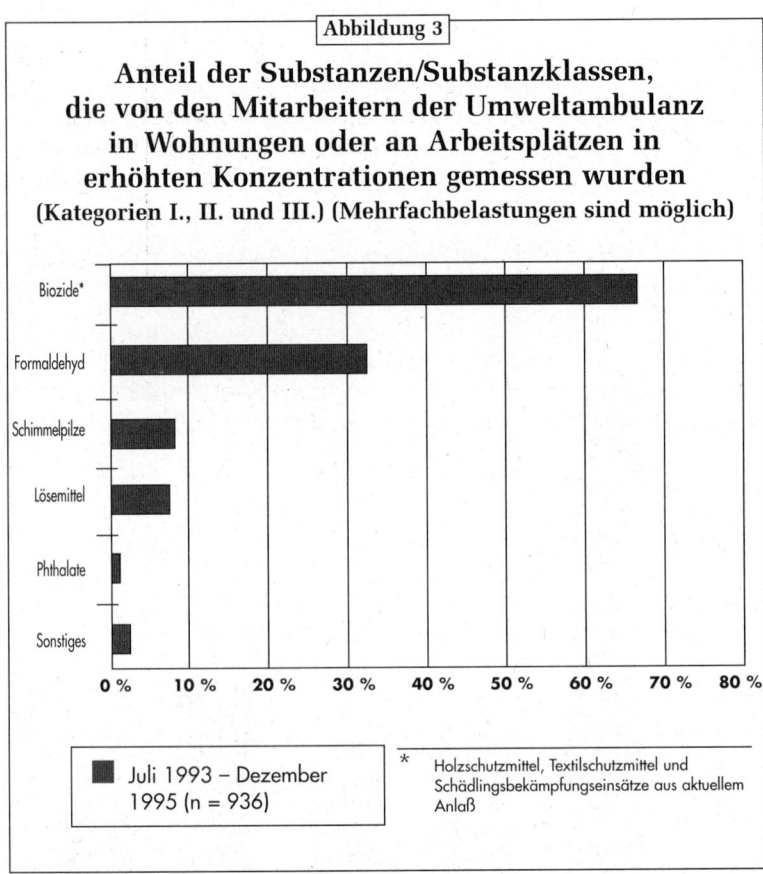

Abbildung 3

**Anteil der Substanzen/Substanzklassen,
die von den Mitarbeitern der Umweltambulanz
in Wohnungen oder an Arbeitsplätzen in
erhöhten Konzentrationen gemessen wurden**
(Kategorien I., II. und III.) (Mehrfachbelastungen sind möglich)

Juli 1993 – Dezember 1995 (n = 936)

* Holzschutzmittel, Textilschutzmittel und Schädlingsbekämpfungseinsätze aus aktuellem Anlaß

Die diesbezüglichen Ergebnisse aus dem gesamten Dokumentationszeitraum von Juli 1993 bis Dezember 1995 sind in Abbildung 3 dargestellt. In den früheren Auswertungen der Daten der Jahre 1993 und 1994 (LOHMANN et al., 1995; PRÖHL und BÖGE, 1996; LOHMANN et al., 1996) wurden Holzschutzmittel (meist Pentachlorphenol, Lindan) und die erst 1994 neuhinzugekommenen Pyrethroide noch getrennt behandelt. In dieser Auswertung werden diese und ähnliche Substanzen, die z.B. im Holz- oder Textilschutz oder zur Schädlingsbekämpfung aus aktuellem Anlaß eingesetzt wurden (z.B. Kammerjägereinsatz) unter dem Oberbegriff der *Biozide* zusammengefaßt.

138

Biozide wurden mit 66% am häufigsten bei den Auftraggebern der mobilen Umweltambulanz in erhöhten Konzentrationen festgestellt. Die Quellen der Biozidexposition waren in 73% der Fälle Holzschutzmittel, in 36% der Fälle Substanzen, die zum Textilschutz (Teppiche, Auslegeware) eingesetzt wurden und in 2% der Fälle Schädlingsbekämpfungsmaßnahmen (z.B. Kammerjäger).

Weiterhin lagen bei 33% der Auftraggeber erhöhte Formaldehydkonzentrationen vor und bei 7% wurde eine Belastung durch Schimmelpilze festgestellt. Eine Exposition gegenüber Lösemitteln lag bei 6% und gegenüber Phthalaten bei 1% der Auftraggeber vor.

1995 wurde das Pyrethroid Permethrin (meist Textilschutz) erstmals häufiger in erhöhten Konzentrationen festgestellt als Pentachlorphenol oder Lindan, welche vor allem im Holzschutz eingesetzt wurden (Tabelle 1). Jedoch nahm die absolute Anzahl der Auftraggeber, bei denen eine Exposition gegenüber PCP oder Lindan festgestellt wurde, ebenfalls weiterhin deutlich zu.

Tabelle 1

Die bioziden Substanzen, die am häufigsten bei den Auftraggebern der mobilen Umweltambulanz in erhöhten Konzentrationen gemessen wurden, nach dem Untersuchungsjahr (Kategorien I., II. und III.)

Biozide	1993 (n=98)	%	1994 (n=200)	%	1995 (n=324)	%	Gesamt (n=622)	%
PCP	62	63%	87	44%	146	45%	295	47%
Permethrin	1	1%	82	41%	186	57%	269	43%
Lindan	77	79%	78	39%	95	29%	250	40%
Dichlo-fluanid	30	31%	57	29%	63	19%	150	24%
Chlor-thalonil	5	5%	8	4%	16	5%	29	5%

Die von den Bewohnern der untersuchten Örtlichkeiten spontan geschilderten Symptome wurden in ihrer Häufigkeit erfaßt und konnten zum Teil nach Schadstoffklassen getrennt ausgewertet werden. So konnten z.B. die Symptome von 133 Auftraggebern, bei denen Formaldehydkonzentrationen 0.05-0.099ppm (0.1ppm = Richtwert) vorlagen und keine weiteren relevanten Schadstoffexpositionen ersichtlich waren, gesondert betrachtet werden. Grundsätzlich ist jedoch zu sagen, daß keinesfalls alle der geschilderten Symptome in Zusammenhang mit einer Formaldehydbelastung stehen müssen.

Das Führen einer kausalen Beweiskette ist mit einer Dokumentation dieser Art nicht möglich und auch nicht beabsichtigt. Da jedoch epidemiologische Studien in weiten

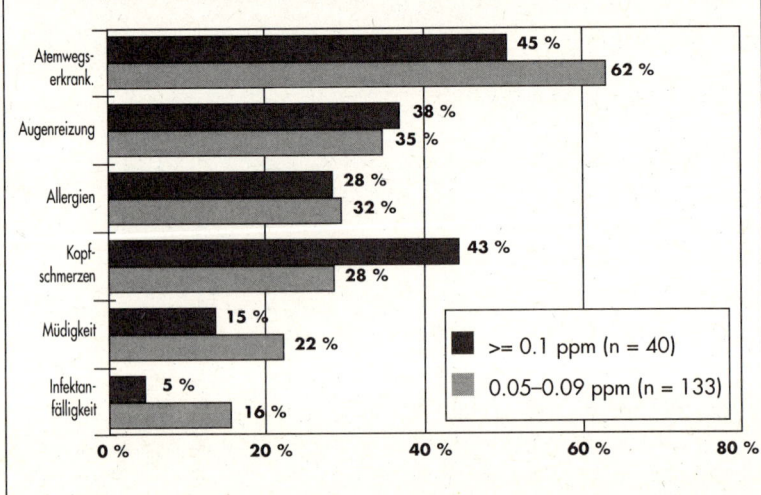

Abbildung 3

Formaldehyd

Prozentualer Anteil der häufigsten Gesundheitsstörungen, die von Auftraggebern der Umweltambulanz, bei denen Formaldehyd-konzentrationen von ≥0.05–0.099 pm bzw. ≥0.01 ppm – aber keine weiteren Expositionsfaktoren – vorlagen, spontan geschildert wurden (nicht jedes Symptom muß in Zusammenhang mit der Exposition stehen) (Juli 1993–Dezember 1995, Mehrfachnennungen sind möglich)

Bereichen fehlen, können die Ergebnisse dieser Dokumentation durchaus Anhaltspunkte für umweltmedizinisch relevante Schadstoffe sowie die Quellen dieser Schadstoffe geben sowie bei in Zukunft durchzuführenden, dringend erforderlichen epidemiologischen Studien wertvolle Hinweise geben.

Vorhandene epidemiologische Studien im Bereich der Umweltmedizin sind insbesondere arbeitsmedizinische Studien, z.B. zur Auswirkung von Lösemittelexpositionen am Arbeitsplatz. Diese Studien sind aus epidemiologischer Sicht gut kontrollierbar durchzuführen, da vergleichbar belastete Personen als Untersuchungskollektiv genutzt werden können und nichtexponierte Kontrollgruppen häufig aus demselben Betrieb rekrutiert werden können. Weiterhin kann die Art, Dauer und Höhe der Exposition der Arbeitnehmer häufig quantitativ, aber zumindest qualitativ relativ gut ermittelt werden.

Dagegen sind Studien zu der Auswirkung von Schadstoffen bzw. meist komplexen Schadstoffgemischen in Wohnräumen sehr selten. Vorhandene Studien (z.B. LIEBL et al., 1996) berücksichtigen nur Einzelstoffe, die nicht die eigentliche Schadstoffbelastung repräsentieren. Solche Studien beachten daher wichtige Confounder (z.B. zusätzlich vorhandene Schadstoffe, die ebenfalls gesundheitliche Effekte ausüben können) nicht und sind wenig aussagefähig. Erschwerend kommt hinzu, daß bei jeder Person bzw. Familie, die z.B. durch pentachlorphenolhaltige Hölzer belastet ist, sowohl Höhe als auch Dauer der Exposition, Nutzung der Räume etc. unterschiedlich sein können, so daß erhebliche Schwierigkeiten bestehen, vergleichbare Kollektive für Studien zu selektieren (LOHMANN et al., 1996).

Arbeitsmedizinische Studien geben jedoch lediglich Auskunft über die Wirkung von meist Einzelsubstanzen bei einer Expositionszeit von 8 h pro Tag bei gesunden Erwachsenen und berücksichtigen nicht empfindlichere Bevölkerungsgruppen wie z.B. Alte, Kinder, Schwangere, chronisch Kranke, Allergiker etc.. Gerade diese Bevölkerungsgruppen halten sich jedoch zum Teil bis zu 24 h am Tag in

141

ihrer Wohnung auf und sind den dort eventuell vorhandenen komplexen Schadstoffgemischen ausgesetzt.

Die gegenwärtigen wissenschaftstheorethischen Schwierigkeiten der Umwelttoxikologie, der Umweltepidemiologie und der Umweltmedizin beschreibt TRETTER (1996), der zu dem Schluß kommt, in der Umweltmedizin seien *"Beschreibungen derzeit wichtiger als Erklärungen"*. Zu einem derartigen deskriptiven Erkenntnisgewinn soll die vorliegende Dokumentation umweltmedizinischer Daten beitragen.

7. Die Ambulanz für Gesundheit und Umwelt Deutschland GmbH

7.1 Leistungsumfang und Qualität

K.- P. BÖGE

1. Kooperation

In der Regel werden die „Ambulanzen für Gesundheit und Umwelt" tätig, wenn eine Anforderung durch einen Arzt oder die Krankenkasse vorliegt. Hinweise des Arztes auf mögliche Schadstoffbelastungen bzw. Schadstoffquellen werden direkt in die Arbeit einbezogen. Privatkunden und Firmen können ebenso die Auftraggeber sein.

Für Gerichte steht der Diplomingenieur Klaus-Peter Böge als „anerkannter und vereidigter Sachverständiger der IHK Lübeck" zur Verfügung.

2. Formulare/Dokumentation

Für die Wohnungsbegehungen wird ein Dokumentationsbogen verwendet, der alle Ergebnisse transparent und nachvollziehbar macht. Er enthält u. a. die geschilderten Beschwerden und die Feststellung möglicher Schadstoffquellen. Wenn im Zusammenhang mit der Wohnungsbegehung/-beratung Messungen empfohlen werden, muß die Begründung eindeutig aus dem Dokumentationsbogen hervorgehen. Eine Auswertung erfolgt zusammen mit den Meßwerten.

3. Leistungsumfang

Folgende Leistungen müssen in der Wohnung auf Anforderung erbracht werden:

a) Besichtigung des vollständigen Wohnumfeldes mit einer intensiven Umwelt-/Gesundheitsberatung. Unnötige und kostenintensive Messungen werden vermieden.

143

b) Bei Hinweisen auf aktuelle Belastungen werden orientierende Messungen für Formaldehydausgasungen, Elekrosmog und Baufeuchte im Rahmen der Begehung kostenlos durchgeführt.

c) Für die in Wohnungen vorkommenden Schadstoffe (insbesondere: Formaldehyd, Holzschutzmittel, Lösemittel, Schwermetalle und Mikrobiologie) werden Probenahme- bzw. Analysengeräte vorgehalten.

d) Alle Randbedingungen der Probenahmen werden unter Berücksichtigung einschlägiger Vorschriften protokolliert und in die Beurteilung einbezogen.

e) Die Beratung und die Beurteilungen der Meßergebnisse berücksichtigen die individuellen Besonderheiten der Auftraggeber.

4. Qualitätsanforderungen

a) Wohnungsbegehungen und Messungen werden nur von kompetenten Mitarbeiter/-innen durchgeführt, die mindestens einen (Fach-) Hochschulabschluß haben und im Lübecker Unternehmen in Fragen der Messung und Beurteilung von Innenraumproblemen geschult sind.

b) Um eine qualifizierte Bewertung der Meßergebnisse sicherzustellen, kooperieren wir mit ausgebildeten und erfahrenen Umweltmedizinern und Toxikologen.

c) Zur Wahrung der Objektivität unserer Mitarbeiter/-innen ist es ausgeschlossen, daß sie Sanierungsmaterial oder -aufträge (z. B. Luftreinigungsgeräte, Abschirmmatten) vermitteln.

d) Zur Qualitätssicherung muß eine Zertifizierung gemäß ISO 9000 nachgewiesen werden. Solange diese nicht erfolgt ist, liegt zumindest ein Methodenhandbuch vor.

e) Zum Schutz der Auftraggeber besteht eine Betriebs- und Vermögensschadenshaftpflicht.

Wenn die Kundenaufträge nicht von der Lübecker Zentrale aus bearbeitet werden können, stehen bundesweit Verbundpartner zur Verfügung, die nach den gleichen Vorgaben arbeiten. Grundsätzliche Informationen gibt es in Lübeck unter der Adresse:

Böge-Ambulanz für Gesundheit und Umwelt
Wesloer Straße 112
23568 Lübeck
Telefon (04 51) 6 19 73 01
Fax (04 51) 6 19 73 20

8. Literaturverzeichniss

▪ Merz

Altenkirch, H., Pyrethroid-Nebel im Schlaf-zimmer, Höchstens Nervenkitzel, keine Dauer-schäden?, Medical Tribune , Nr. 26, 30. Juni, 1995

Bankl. H., Allergie ist, wenn die Immunabwehr Fehler macht, Jatros Dermatologie 9, 1995

Binz, P., Ärzte und Zahnärzte erstatten BK-Meldungen und Erfahrungen aus der Praxis, in: Gutachter(un)wesen, Für Reformen im Berufs-krankheitenrecht, Reader zu Hearing, Bundes-tagsfraktion Bündnis'90 Die Grünen, Bonn März, 1996

Brodde, K., Der eingebildete Umweltkranke, Natur Nr. 12, 1995

Daunderer, M., Handbuch der Umweltgifte, ecomed, Landsberg 1990

Der Spiegel, Angst vor der Endzeit, Der Spiegel, Heft 39/, 1995

Eis, D, Geisel, U., Sonntag H.-G, Erfahrungen mit der Umweltmedizinischen Ambulanz am Hygiene-Institut des Universitätsklinikums Heidelberg, Zentralblatt für Hygiene und Umweltmedizin 197, s. 212, 1995

EPA - Environmental Protection Agency, Health Assessment Document for 2,3,7,8-Tetra-chlorodibenzo-p-Dioxin (TCDD) and Related Compounds, EPA/600/BP-92/001c, Washington DC, August, 1994

Fabig, K.-R., Suppression of regional cerebral blood flow (rCBF) in human beings after expo-sure to PCDD/PCDF by inhalation, Dioxin'88, Final Program and Abstracts, Risk P02, UMEA Schweden, August, 1988

Fabig, K.-R., SPECT mit 99m TC-HM-PAO u.a. Befunden bei 139 Dioxin-Exponierten und 214 Kontrollen, Deutsche Gesellschaft für Umwelt- und Humantoxikologie, (im Druck) Würzburg, 1995

Jaumann, M., Duftstoffallergie - olfaktorisch evozierte Reaktionen, X. Internationales Symposium für Umweltmedizin, Bad Emstal, 23./24. September, 1995

Jaumann, M.P., Eckrich, W., Schwinger, G., Früherkennung neurotoxischer Effekte durch Organo-Halogen-Verbindungen durch aku-stisch evozierte Potentiale (AEP), Organo-halogen Compounds 7, S. 407, 1991

Kofler, W., Toxikopie: Vergiftung ohne Gift, BSW - Report Nr. 1, 1994

Kraus et al, Zur Häufigkeit umweltbezogener Somatisierungsstörungen. Ergebnisse einer interdisziplinären Querschnittstudie, in:, Ar-beitsmedizin, Sozialmedizin, Umweltmedizin (ASU) 30, S. 157-152, 1995

Letzel et al, in dem Beitrag, Rationelle Dia-gnostik in der klinischen Umweltmedizin:, Arbeitsmedizin, Sozialmedizin, Umweltmedi-zin (ASU) 29, S. 524, 1994

Merz, T., Umweltkrankheiten oder Ökochon-drie , Arzt und Umwelt, 4/1995

Merz, T., Umweltkrankheiten oder Ökochon-drie , Arzt und Umwelt Nr. 4, 1995

Ohnsorge, P., Inhalativ-toxische Belastung durch Chlororganika, Deutsche Gesellschaft für Umwelt- und Humantoxikologie, Würzburg, 1994

Rea, W. J., Chemical Sensitivity, Boca Raton, Florida 33431, ISBN 0-87371-541-1, 1992

Remmers, V., Polyneuropathien durch Um-welteinwirkungen, Deutsche Gesellschaft für Umwelt- und Humantoxikologie, Würzburg, 1994

Runow, K.-D., Angewandte Umweltmedizin, Hippokrates Verlag Stuttgart, ISBN 3-7773-1046-8, 1994

Schata, M., Rund 30 Millionen Deutsche von Allergien betroffen, Vorsitzender des Allergie- und Asthmabundes, 05. November, 1994

Scholz, R., Biochemische Wirkungsmechanis-men von Umweltnoxen, Der informierte Arzt, Gazette MÈdicale, DIA-GM, S. 341, Mai, 1994

SRU - Rat der Sachverständigen in Umwelt-fragen, Umweltgutachten 1987, Unterrichtung durch die Bundesregierung, Bundestagsdruck-sache 11/1568, 1987

Vogel, A., Der Griff nach der Umweltmedizin - oder wie man im Hause Lehnert Umwelt-patienten beforscht, abeKra aktuell, Nr. 8/9, Juni/Juli, 1995

▪ Schwarz

A Report to the New Jersey State Department of Homlth 12.89 Nicholas A. Ashford/C1Rudia S. Miller ,

Chemical Sensitivity
William J. Rea, 1992 ISBN 0-87371-541-1

Multiple Chemical Sensitivities — Syndrome and Solution, Clinical Toxicology, 33(2), 95-99 (1995), Daniel A. Spyker

Clinical ecology
Iris R. Bellt 7.1982 ISBN 0-94-3004-01-2

Principles and Practice of Enviromental Medicine
Alyce Bezman Tarcher, 1992 ISEN 0-306-42 893-8

Die Rotationsdiät, A. Calatin, Heyne Sachbuch (1987) The Worker with Multiple Chemical Sensitivities: An OveLview, 2 Occupational Medicine: State of the Art Reviews 655-657, (1987) Cullen

Holzschutzmittelsyndrom oder neurotisch ? Depressiv ? Rentenjäger ? Neurologie Psychiatrie, Lohmann, K., 3, 113-114 (1989)

Unweltfibel – Ein kleines Handbuch für die FtzDcis. Lohmann K., Schwarz E., Kohrmann W.

NAV Virchcw-Bund Landesverberd Schleswig-HoLstein (1994) Dokumentation umweltmedizinischer Daten in Schleswig-Holstein des Jahres 1993, Institut für Toxikologie, Klinikum der Christian-Albrechts-Klinik zu Kiel, Anke Pröhl (1995)

Werner, Butte,

[1] Ewers, U. et al.: „Diagnostik der inneren Exposition (Human-Biomonitoring)" in: Handbuch der Umweltmedizin (Wichmann, Schlipköter, Fülgraff Hrsg.), Ecomed-Verlag, Landshut (1993)

[2] Heinzow, B. et. al: „Chemical Sensitivity in Selected EU Countries – Country Profile Germany", Report to the European Communities (1994)

Linke/Alsen-Hinrichs

ALSEN-HINRICHS, C: „Grenzen toxikologischer Erkenntnis", Vortrag bei der Ärztekammer in Bad Segeberg anläßlich der Eröffnungsveranstaltung zu der Fortbildungsreihe „Erwerb der Fachkunde gesundheitlicher Umweltschutz" (1991)

ASHFORD, N.A.; MILLER, C.S.: „Chemikalienunverträglichkeit" Ein Bericht im Auftrage des Gesundheitsministeriums des Staates New Jersey, NAV Virchow-Bund Landesverband Schleswig-Holstein, Plön (1989)

BASTIAN, T.; THEML, H.: „Unsere wahnsinnige Liebe zum Auto" Beltz, Weinheim (1990)

BAUR, W.: „Durch Umweltbelastungen bedingte Anliegen" In: „Allgemeinmedizin" Hrsg.: Fischer, G.C.; Schug, S.H.; Busse, V.; Kraus, F.; Schlopsnies, W.Springer, Berlin (1993) 325-337

BECK, E.G.; SCHMIDT, P.: „Hygiene: Präventivmedizin" Enke, Stuttgart (1991)

BEHRENDT, H.; BRASSEL, D.: „Allergie und Umwelt" In: „Umwelthygiene", Jahresbericht 1981, Band 14, Hrsg.: Gesellschaft zur Förderung der Lufthygiene und Silikoseforschung e.V., Albers, Düsseldorf (1981) 95-112

BELAU, D.: „Ökologie-Gesundheit-Medizinökologische Gesundheitsstrategie" Öff. Gesundh.-Wes. 54 (1992) 284-296

BIRGERSSON, B.; STERNER, O.; ZIMERSON, E.: „Chemie und Gesundheit" VCH, Weinheim (1988)

„DATEN ZUR UMWELT 1988/89" Hrsg.: Umweltbundesamt, Schmidt, Berlin (1989)

DAUNDERER, M.: „Handbuch der Umweltgifte" ecomed, Landsberg/Lech (1990)

ENGLERT, N.: „Luftverunreinigungen im Innenraum und ihre Auswirkungen auf die menschliche Gesundheit" Öff. Gesundh.-Wes. 51 (1989) 409-413

FRIEDRICHSEN, H.-P.: „Biologische/ökologische Behandlung bei Krebsleiden" In: „Krebs durch Umwelteinflüsse" Hrsg.: BUND, Access-Verl., Königstein (1990) 64-91

GRIMME, L.H.; FAUST, M.; ALTENBURGER, F.: „Die Begründung von Wirkungsschwellen in Pharmakologie und Toxikologie und ihre Bewertung aus biologischer Sicht" In: „Grenzwerte" Hrsg.: Winter, G.„Umweltrechtliche Studien", Band 1, Werner, Düsseldorf (1986) 35-48

HEINEMEYER, G.; HAHN, A.: „Vergiftungen in der Bundesrepublik Deutschland – eine erste Bilanz" Bundesgesundhbl. 5 (1993) 181-188

JANOSITZ, P.:„Mindestens vier Millionen belastete Haushalte", Frankfurter Rundschau vom 6.04.1991

KAISER, U.: „Auswertung der Umfrage" In: „Umweltmedizinischer Informationsdienst", Heft 2, Hrsg. Bundesgesundheitsamt Berlin (1993)

KORTE, F.: „Lehrbuch der ökologischen Chemie" Thieme, Stuttgart (1987)

LÄNDERAUSSCHUß FÜR IMMISSIONS-SCHUTZ: „Krebsrisiko durch Luftverunreinigungen" Hrsg.: Ministerium für Umwelt, Raumordung und Landwirtschaft des Landes Nordrhein-Westfalen, Düsseldorf (1992)

LOHMANN, K.: „Ist Ihr Patient umweltkrank?" In: „Umweltfibel" Hrsg.: Lohmann, K.; Schwarz, E.; Wöhrmann, W. NAV Virchow-Bund, Landesverband Schleswig-Holstein (1991) 7-20

MAGNUSSEN, H.; JÖRRES, R.: „Umwelt und Atemwege" Dt. med. Wschr. 114 (1989) 1416-1421

MASCHEWSKY, W.: „Nervenschädigung am Arbeitsplatz" Sigma Bohn, Berlin (1988)

MEYER, E.; ROßKAMP, E.: „Die Trinkwasserverordnung, die AVB WasserV und die Hausinstallation" in „Die Trinkwasserverordnung" Hrsg.: Aurand, K.; Hässelbarth, U.; v. Nieding, G.; Schumacher, W.; Steuer, W., 2. Aufl.Erich Schmidt, Berlin (1987)

N.N.a: „Ist chronische Bleiexposition nierentoxisch?" Therapiewoche 42, 49 (1992) 2946/2947

RAAB, W.: „Allergiefibel", Gustav Fischer, Stuttgart (1991)

RUFF, F.M.: „Dann kommt halt immer mehr Dreck in den Körper" Psychologie Heute , 9 (1990) 32-38

SCHAEFER, I.; SCHMACKE, N.; ZOLONDEK, U.: „Zur Einrichtung umweltmedizinischer Ambulanzen/Beratungsstellen in Gesundheitsämtern – ein erfolgversprechender Ansatz?" Öff. Gesundh.-Wes. 53 (1991) 658-661

SCHLIPKÖTER, H.-W.: „Umweltfragebogen" Rheinisches Ärzteblatt 14 (1985) 710-715

SCHREIBER, M.: „Schadet uns die Umwelt?" Münch. med. Wschr. 133, 41 (1991) 16-17

SCHUSTER, G.: „Gefährlicher Stoff" Stern 18 (1993) 95-110

SCHUSTER, H.-P.: „Häufigkeit und Verteilung von Vergiftungen" In: „Klinik und Therapie der Vergiftungen" Hrsg.: Moeschlin, S., Thieme, Stuttgart (1986) 2-11

SEIFERT, B.: „Innenraumluftverunreinigungen" Allergologie, 12, 3 (1989) 114-117

SEIFERT, B.: „Das „sick building"-syndrom" Öff. Gesundh.-Wes. 53 (1991) 376-382

TOMFORDE, B.; KRUSE, H.: „Bewertung der Luftverunreinigungen in Innenräumen unter besonderer Berücksichtigung der Baumaterialien" Schriftenreihe des Instituts für Toxikologie der Universität Kiel, Heft 22 (1992)

ÜBERLA, K.: „Macht Umweltverschmutzung krank?" Münch. med. Wschr. 133, 38 (1991) 557

„UMWELTGUTACHTEN 1987": Deutscher Bundestag Drucksache 11/1568, 21.12.1987, Bundesminister für Umwelt, Naturschutz und Reaktorsicherheit, Bonn (1987)

VOLKHEIMER, B.; Alsen-Hinrichs, C.; Wassermann, O.: „Gesundheitsschäden durch Anwendung Pentachlorphenol-haltiger Holzschutzmittel im Wohnbereich" Schriftenreihe des Instituts für Toxikologie der Universität Kiel, Heft 25 (1993)

WASSERMANN, O.: „Gefährdung der Bevölkerung durch Umweltchemikalien", Öff. Gesundh.-Wes. 47 (1985) 449-452

WASSERMANN, O.: „Schadstoffbelastung unseres Lebensraumes – Auswirkungen auf die menschliche Gesundheit" In: „Krebs durch Umwelteinflüsse" Hrsg.: BUND, Access, Königstein (1990)

WASSERMANN, O.: 51. Sitzung des Sozialausschusses des Schleswig-Holsteinischen Landtages, Gesprächsprotokoll (1990) a

WASSERMANN, O.: „Toxikologie und Umwelttoxikologie" Fortbildungsveranstaltung „Umweltmedizin" der Akademie für ärztliche Fortbildung und Weiterbildung der Landesärztekammer Hessen (1991)

WASSERMANN, O.; ALSEN-HINRICHS, C.; SIMONIS, U.E.: „Die schleichende Vergiftung" Fischer Taschenbuch, Frankfurt am Main (1990)

WASSERMANN, O.; WICHMANN, H.-E.: „Epidemiologische Bewertung der Studie des Instituts für Medizinische Statistik und Dokumentation, Universität Mainz, „Untersuchung der Häufigkeit von Krebserkrankungen im Kindesalter in der Umgebung west-

deutscher kerntechnischer Anlagen" in der Schleswig-Holsteinischen Fachkommission „Leukämie in der Elbmarsch"."Stellungnahme (1993)

WENDEL, L.: „Konzeption einer Umweltmedizinischen Beratungsstelle für die Landeshauptstadt Wiesbaden", Gesundheitsamt, Wiesbaden (1990)

WIRTH, W.; GLOXHUBER, C.: „Toxikologie: für Ärzte, Naturwissenschaftler u. Apotheker" Thieme, Stuttgart (1985)

■ **Kruse**

DIETER, H.H. und GROHMANN, H.:Grenzwerte für Stoffe in der Umwelt als Instrument der Umwelthygiene; Bundesgesundheitsblatt 5/95, 179-186

■ **Pröhl./ Böge.**

BUI (Bremer Umwelt Institut r.V.): Gift im Holz. Bremer Reihe Umwelt und Arbeit, (Ed.: Bremer Umwelt Institut e.V.) (1993)

BUI (Bremer Umwelt Institut e.V.): Pyrethroide. Pestizide in Innenräumen. Bremer Reihe Umwelt und Arbeit, (Ed.: Verein für Umwelt- und Arbeitsschutz e.V., Bremer Umwelt Institut e.V.) (1994)

Daunderer M. (Ed.): Handbuch der Umweltgifte. Klinische Umwelttoxikologie für die Praxis. Ecomed (1990)

Krause C., Chutsch M., Henke M., Huber M., Kliem C., Leiske M., Mailahn W., Schulz C., Schwarz E., Seifert B., Ullrich D.: Umwelt-Survey Band IIIc, Wohn-Innenraumluft: Raumluft, 4 (991)

Molhave L.: Controlled experiments for studies of the sick building syndrome. In: Sources of indoor air contaminants: characterizing emissions and health impacts. Annals of the New York academy of sciences, 641, 46-55 (1992)

Molhave L., Bach B., Pedersen O.F.: Human reactions to low concentrations of volatile organic compounds. Environmental international, 12, 167 - 175 (1986)

Seifert B., Ullrich D., Mailahn W., Nagel R.; Organische Verbindungen in der Innenraumluft. Bundesgesundheitsblatt, 29, 417 - 424 (1986)

Stolz P., Vorkommen und Bewertung von Pyrethroiden in Innenräumen. In: Ökologische Gebäudesanierung II (Ed.: AGÖF), 274 - 279 (1993)

Wichmann H.E., Schlipköter H-W., Fülgraff G.M.: Handbuch der Umweltmedizin. Ecomed (1992)

Neuburger

BAUCH (Beratung und Analyse - Verein für Umweltchemie): Analyse und Bewertung der in der Raumluft und Hausstaub vorhandenen Konzentrationen der Weichmacherbestandteile Diethylhexylphthalat (DEHP) und Dibutylphthalat. Berlin (1991)

BGA (Bundesgesundheitsamt): Formaldehyd. BGA Schriften 2/85, MMV München (1985).

BGA (Bundesgesundheitsamt): BGA fordert Kennzeichnung für Teppiche und Auslegeware aus Wolle. BGA-Pressedienst 39 (1994)

BUI (Bremer Umwelt Institut e.V.): Gift im Holz. Bremer Reihe Umwelt & Arbeit, (Hrsg.: Bremer Umwelt Institut e.V.) (1993)

BUI (Bremer Umwelt Institut e.V.): Pyrethroide. Pestizide in Innenräumen. Bremer Reihe Umwelt & Arbeit, (Hrsg.: Verein für Umwelt- und Arbeitsschutz e.V., Bremer Umwelt Institut e.V.) (1994)

Daunderer M. (Hrsg.): Handbuch der Umweltgifte. Klinische Umwelttoxikologie für die Praxis. Ecomed (1990)

Heinzow B.: Pentachlorphenol. In: Handbuch der Umweltmedizin (Hrsg.: Wichmann H.E., Schlipköter H.-W., Fülgraff G.M.) Ecomed Landsberg/Lech (1993)

Liebl B., Mayer R., Kaschube M., Wächter H.: Pentachlorphenol - Ergebnisse aus einem bayrischen Human-monitoring-Programm. Gesundheitswesen, 58, 332-338 (1996)

Lohmann K., Schwarz E., Böge K.-P., Pröhl A., Alsen-Hinrichs C., Wassermann O.: Dokumentation umweltmedizinischer Daten in Schleswig-Holstein: Sichtung, Aufbereitung und Auswertung umweltbezogener Daten des Jahres 1993. Im Auftrag des Umweltausschusses der Kassenärztlichen Vereinigung Schleswig-Holsteins, Bad Segeberg (1995)

Lohmann K., Schwarz E., Böge K.-P., Pröhl A., Alsen-Hinrichs C., Wassermann O.: Neurotoxische Gesundheitsstörungen und andere Beeinträchtigungen durch Umweltschadstoffe. Im Auftrag des Umweltausschusses der Kassenärztlichen Vereinigung Schleswig-Holsteins. Schriftenreihe des Institutes für Toxikologie, Christian-Albrechts-Universität zu Kiel, Nr. 35 (1996a)

Mølhave L., Bach B., Pedersen O.F.: Human reactions to low concentrations of volatile organic compounds. Environmental International, 12, 167-175 (1986)

Mølhave L.: Controlled experiments for studies of the sick building syndrome. In: Sources of indoor air contaminants: characterizing emissions and health impacts. Annals of the New York Academy of Sciences, 641, 46-55 (1992)

Pröhl A., Böge K.-P.: Dokumentation von Daten der Umweltambulanz Schleswig-Holstein. Zeitung für Umweltmedizin, 4, 3, 108-111 (1996)

Seifert B., Ullrich D., Mailahn W., Nagel R.: Organische Verbindungen in der Innenraumluft. Bundesgesundheitsblatt, 29, 417-424 (1986)

Stolz P.: Vorkommen und Bewertung von Pyrethroiden in Innenräumen. In: Ökologische Gebäudesanierung II (Hrsg.: AGÖF), 274-279 (1993)

Tretter F.: Umweltmedizin: Beschreibungen sind derzeit wichtiger als Erklärungen. Deutsches Ärzteblatt, 93, A2136-A2139 (1996)

WABOLU (Institut für Wasser-, Boden- und Lufthygiene des Bundesgesundheitsamtes): Umweltsurvey Band IIIC Wohn-Innenraum: Raumluft. WaBoLu-Heft 4/91 (1991)

WABOLU (Institut für Wasser-, Boden- und Lufthygiene des Bundesgesundheitsamtes): Pyrethroide im Hausstaub. Eine Übersicht. WaBoLu-Heft 3/94 (1994)

Wichmann H.E., Schlipköter H.-W., Fülgraff G.M.: Handbuch der Umweltmedizin. Ecomed (1992)

Autoren:

Dr. med Alsen-Hinrichs, Institut für Toxikologie C.A. Uni Kiel, Brunswiker Straße 10, 24105 Kiel

Dr. Werner Butte, Labor EUKOS, Krögen 6, 24306 Plön

Dr. med. Kellermann, Arzt für Allgemeinmedizin, Niendorfer Straße 50–56, 23560 Lübeck

Dipl.-Ing. Reinhard Keller, Institut für Hygiene Med. Uni Lübeck, Ratzeburger Allee 161, 23538 Lübeck

Dr. Herrmann Kruse, Institut f. Toxikologie C.A. Uni Kiel, Brunswiker Straße 10, 24105 Kiel

Dr. med. Kurt Lohmann, Arzt für Nervenheilkunde, Plessenstraße 13, 24837 Schleswig

Dr. Tino Merz, Systematische Toxikologie, Frankenstraße 22, 97292 Wüstenzell

Dr. med. Norbert Neuburger, Arzt für Innere Medizin, Hallerstraße 6, 20146 Hamburg

Anke Pröhl, Institut für Toxikologie C.A. Uni Kiel, Brunswiker Straße 10, 24105 Kiel

Dr. Urban Palmgren, PEGASUS Labor, Kungsgatan 113, S-75103 Uppsala

Dr. med. Burkhard Rüchel, Arzt für Allgemeinmedizin, Schmiedekoppel 116, 2311 Bad Schwartau

Dr. med. Gerold Sigrist, Arzt für Pharmakologie und Toxikologie, Dagobertstraße 70–72, 50668 Köln

Dr. Eberhardt Schwarz, Fachkrankenhaus Bredstedt, Krankenhausweg 3, 25821 Bredstedt

Dr. med. Sonntag, Arzt für Allgemeinmedizin, Pönitzer Weg 30, 23684 Pönitz

Dr. med. J.-M. Träder, Arzt für Allgemeinmedizin, Uranusweg 14, 23562 Lübeck

Prof. Dr. Ottmar Wassermann, Institut für Toxikologie C.A. Uni Kiel, Brunswiker Straße 10, 24105 Kiel